DIÄT HEUTE

Ärztlich geprüft – gut gekocht

Thienemanns Diätkochbücher

Herausgegeben von
Prof. Dr. med. Nepomuk Zöllner und
Dr. med. Inga Korfmacher

Diät bei Gicht und Harnsäuresteinen

Einführung von
Prof. Dr. med. Nepomuk Zöllner
Vorstand der Medizinischen Poliklinik
der Universität München

Rezeptteil von Brigitte Zöllner
München

K·TH·V

K. Thienemanns Verlag Stuttgart

CIP-Kurztitelaufnahme der Deutschen Bibliothek

Zöllner, Nepomuk:
Diät bei Gicht und Harnsäuresteinen
Einf. von Nepomuk Zöllner. Rezeptteil von Brigitte Zöllner
Stuttgart: Thienemann, 1982.
(Diät heute: Bd. 5)

ISBN 3-522-32051-4
NE: Zöllner, Brigitte

Umschlagentwurf Heiko Rogge in Bad Herrenalb
Typographisches Konzept und Piktogramme Ernst Strom
Satz und Druck J. F. Steinkopf Druck+Buch GmbH in Stuttgart
Offsetreproduktionen Gustav Reisacher in Stuttgart und REPRO GmbH in Kornwestheim
Einband Helmut G. Klemisch KG in Fellbach
Verlagsnummer 3205
22 21 20 19

Inhalt

Gicht

Das Wesen der Gicht

Die echte, primäre Gicht beruht auf einer durch Vererbung übertragenen Stoffwechselstörung, die zu einer Vermehrung der Harnsäure im Körper und damit zu einer Erhöhung ihrer Konzentration in den Körpersäften führt. Wenn diese Konzentration einen oberen Grenzwert überschreitet, lagert sich die Harnsäure in einer Reihe von Organen ab, vor allem in den Gelenken, daneben in Knochen, in Schleimbeuteln und Sehnenscheiden, in der Niere, unter der Haut, im Knorpel und verursacht dort Schäden mannigfacher Art. Die häufigste frühe Folge solcher Ablagerungen ist der Gichtanfall, später kann es zur Zerstörung von Gelenken (chronische Gicht), Durchbruch von Harnsäureablagerungen nach außen (Gichtgeschwür), häufig auch zu chronischen Nierenschäden (Gichtniere) und Gefäßkrankheiten (meist Bluthochdruck) kommen. Der Harnsäurestein, der im Rahmen der gichtischen Stoffwechselstörung vorkommt, entsteht durch Ausfällung der schwer löslichen Harnsäure während der Harnbereitung. Er geht manchmal dem ersten Gichtanfall voraus.

Die Gicht ist nicht so selten, wie sie erkannt wird. Am häufigsten beginnt sie an einer großen Zehe (Podagra, Zipperlein). Ihre Diagnose muß aber bei jeder Nierensteinkolik und bei jeder plötzlich beginnenden Gelenkkrankheit, besonders wenn sie beim Manne auftritt und zunächst nur ein Gelenk befällt, erwogen werden. Typisch ist die völlige Beschwerdefreiheit nach Abklingen des ersten Anfalls. Im alten Griechenland soll ein Mann in einem Zwischenraum zwischen Anfällen in Olympia gesiegt haben.

Die derzeitige Zunahme der Gicht ist die Folge der mit dem Wirtschaftswunder verbundenen Eßsitten. In Notzeiten ist die Gicht selten! Reichliche Ernährung mit bestimmten Nahrungsmitteln ist fast immer die Ursache für das Auftreten der Krankheit. Voraussetzung ist allerdings das Vorliegen der erwähnten angeborenen Stoffwechselstörung. Wer diese Störung nicht hat, kann auch reichliche Ernährung ohne die Gefahr einer Gicht bewältigen.

Das Grundübel der primären Gicht, der erbliche Stoffwechseldefekt, kann heute nicht endgültig geheilt werden. Er wirkt fort und jede Behandlung muß deshalb eine Dauerbehandlung sein. Die Erfahrungen vieler Hungerperioden haben bewiesen, daß radikale Einschränkung der Nahrungszufuhr die Gicht wirksam bekämpft, aber kein Kranker will heute so essen. Das Schädliche auszuschließen, ohne eine Hungerkost vorzuschreiben, ist der Zweck der Diätvorschriften für Gichtkranke und Harnsäuresteinleidende.
Von sekundärer Gicht sprechen wir, wenn eine Blut- oder Nierenkrankheit gichtische Erscheinungen hervorruft. Hier spielt die Behandlung des Grundleidens die erste Rolle; sind Diätvorschriften notwendig, so entsprechen sie denen bei der echten Gicht.

Die Harnsäure des Körpers und ihre Herkunft

Der Körper eines gesunden Erwachsenen enthält weniger als 1 Gramm Harnsäure (1 g = 1000 mg). Diesem Wert entspricht eine Harnsäurekonzentration von weniger als 6,5 mg/dl in den Körperflüssigkeiten außerhalb der Zellen, vor allem im Blutserum. (6,5 mg/dl bedeutet, daß in 100 ml Flüssigkeit 6,5 mg gelöst sind; besser vorzustellen ist, daß diese Konzentration der Lösung von zwei Messerspitzen [30 bis 35 mg] in einem halben Liter Flüssigkeit [einer Limonadenflasche voll] entspricht.) Ist diese Harnsäuremenge bzw. -konzentration überschritten, so besteht die Gefahr einer Harnsäureablagerung in den eingangs genannten Geweben, eine Gefahr, die um so größer wird, je höher die Harnsäurekonzentration steigt. (Die angegebenen Zahlen beruhen auf der modernen „enzymatischen" Harnsäurebestimmung. Ältere Methoden geben teils höhere, teils tiefere Werte, die aber höchstens als grober Anhalt dienen können.)
Die Harnsäure im Körper ist das Endprodukt des Purinstoffwechsels. Der Abbau der Purine führt immer zur Harnsäure, die nicht mehr weiter verändert werden kann, sondern ausgeschieden wird. Purine, die in den Körpergeweben entstehen oder dorthin eingebracht werden, können nur als Harnsäure wieder entfernt werden.
Purine sind wichtige Bestandteile des Organismus. Ihre bedeutendste Rolle spielen sie in den Nucleinsäuren, wesentlichen Bestandteilen der Zellkerne und der an der Eiweißbildung beteiligten Ribosomen. Entsprechend ihrem Vorkommen sind Purine in allen Nahrungsmitteln enthalten, die aus Zellen bestehen, das heißt in

allen Sorten von Fleisch und Organen sowie in allen Pflanzen, fehlen dagegen in Nahrungsmitteln, die wie die Milch tierische Ausscheidungsprodukte oder wie Zucker und weißes Mehl pflanzliche Speicherstoffe sind. Unser Körper kann seinen eigenen Purinbedarf durch entsprechende Synthesen decken, und zwar geht er dabei von kleinen Spaltstücken aus dem Eiweißabbau aus. Ernähren wir uns purinfrei und eiweißarm, so findet nur die zur Erneuerung abgebauter Purine notwendige minimale Purinbildung statt. Die aus diesen Purinen gebildete Harnsäure wird, da ihre Ausgangsprodukte im Körper selbst gebildet wurden, als „endogene", d. h. von innen kommende Harnsäure bezeichnet. Die endogene Harnsäure entspricht auch der kleinstmöglichen Ausscheidung; sie beträgt beim Gesunden weniger als 400 mg (d. h. $^{4}/_{10}$ Gramm) pro Tag. Dabei liegt die Harnsäurekonzentration im Blutserum fast immer unter 4 mg/dl.

Werden dem Körper nucleinsäurehaltige Nahrungsmittel zugeführt, so wird ein Teil der in ihnen enthaltenen Purine vom Körper aufgenommen. Ein kleiner Teil dieser Purine wird für die eigene Nucleinsäurebildung verwendet, der größere Teil wird sofort zu Harnsäure abgebaut. Die durch diesen Abbau hervorgerufene Zunahme der Harnsäureausscheidung wird als „exogene", d. h. von außen kommende Harnsäure bezeichnet. In einem geringen Maß führt auch die Zufuhr von purinfreiem Eiweiß zu vermehrter Purin- bzw. Harnsäurebildung, und auch diese Harnsäure wird als exogen bezeichnet. Insgesamt kann die exogene Harnsäure je nach Kost bis zu etwa 700 mg pro Tag ausmachen. Sie kann also den größten Teil der Gesamtharnsäureausscheidung betragen; ihre Ausschaltung durch entsprechende Kost kann die Harnsäurebildung im Körper sowie die Harnsäureausscheidung im Harn bis auf das Minimum der endogenen Harnsäure verringern. Analoges gilt für die Harnsäure im Blutserum, die durch exogene Harnsäure bis auf etwa 8 mg/dl erhöht, durch Diät auf unter 4 mg/dl gesenkt werden kann. Aus diesen Feststellungen leiten sich alle Diätvorschriften ab.

Die Diätvorschrift bei Gicht

Das Wesen der Gicht ist, wie oben dargestellt, ein Auskristallisieren von Harnsäure in den Geweben, wenn die Konzentration dieser Substanz im Gewebs- und Blutwasser einen Grenzwert übersteigt. Die Behandlung muß dementsprechend darauf hinzielen, die Harnsäurekonzentration *unter* den Grenzwert zu senken und dauerhaft dort zu halten. Diese Behandlung ist eine Dauertherapie, denn die ererbte Gichtanlage bleibt bestehen und setzt sich bei Unterbrechung der Behandlung schnell wieder durch. Einsicht in die Notwendigkeit der Behandlung und der Wille, Vorschriften einzuhalten, sind deshalb Voraussetzung für den dauerhaften Erfolg.

Kostvorschriften bieten eine sichere Möglichkeit, die Harnsäurekonzentration zu senken. Gegenüber früher, wo dies die einzige Möglichkeit war, verfügen wir heute auch über Arzneimittel, die dies tun können. Diese Mittel, das Allopurinol oder „Uricosurica", helfen in allen Fällen, in denen sie rechtzeitig angewandt werden, so daß man in frühzeitig erkannten Fällen ohne Diätvorschriften auskommt. Andererseits wird man gerade bei Fällen mit mäßiger Erhöhung der Harnsäurekonzentration, besonders aber wenn sie „Zufallsbefunde" sind, die Diät der Arzneimittelbehandlung vorziehen. Besteht eine Gicht schon länger, so wird man zur Unterstützung einer Arzneimittelbehandlung immer Diätempfehlungen im Sinne einer *purinarmen* Kost (s. u.) geben. In sehr schweren Fällen greift man zur *purinfreien* Kost (s. u.). Ist die Gicht mit Nierensteinen vergesellschaftet, so gelten die Vorschriften, die weiter unten unter „Harnsäuresteinleiden" gemacht werden.

„Übergewicht", d. h. Fettsucht, ändert die Diätvorschriften für Gichtkranke nicht. Es ist für jedermann wünschenswert, nicht schwerer als nötig zu sein, und wer mehr wiegt als er soll, muß sich anstrengen, abzunehmen. Die obere Grenze des Sollgewichts ergibt sich aus folgender Formel:

Sollgewicht [in kg] = Körperlänge [in cm] weniger 100

Die Normalisierung des Körpergewichtes erfolgt in allererster Linie durch Einschränkung der Nahrungszufuhr. Alle Gefahren, die den Übergewichtigen bedrohen, gelten dem Gichtkranken in besonderem Maße: so muß er doppelt bemüht sein, ein normales Körpergewicht zu wahren oder zu erreichen.

Früher wurde angegeben, daß Gichtkranke oft auch zuckerkrank seien. Dies stimmt nicht. Kommt Zuckerkrankheit bei Gicht vor, dann ist es leicht, eine „purinarme" Diabetikerkost zu entwerfen. Eine Kost zusammenzustellen, die „purinfrei" ist und dennoch den Grundsätzen moderner Diabetestherapie entspricht, ist dagegen eine schwere Aufgabe. Man überlasse sie einem Arzt.

Eine Kombination von Gicht und Gefäßkrankheiten (mit und ohne Stoffwechselstörungen) ist nicht selten. Soweit dabei hohe Lipoidwerte im Blut, vor allem hohe Cholesterinwerte, gefunden werden, trachte man, die tierischen Fette in der Kost einzuschränken, bzw. durch Pflanzenöle (außer Kokos), in erster Linie Sonnenblumen- und Maisöl, zu ersetzen. Als Streichfett ist dann gute Margarine (im Handel als „linolsäurereich" oder „besonders linolsäurereich") der Butter vorzuziehen.

Die Diät für den Gichtanfall

Die bisher erläuterte Diät dient dazu, die Voraussetzungen für die Gicht zu beseitigen. Ist sie, allein oder im Verein mit den harnsäuresenkenden Arzneimitteln, erfolgreich, so erübrigen sich Vorschriften für die Verhütung von Anfällen bzw. für die Anfallbehandlung. Bis dieses Ziel erreicht ist, beherzige man aber folgendes:

Unter den anfallauslösenden Anlässen gibt es eine Reihe kulinarischer Art. Wann immer Männer zu einem Eßgelage zusammenkommen wird viel Fleisch konsumiert, die Purinzufuhr nimmt stark zu, und ein Gichtanfall kann die Quittung sein. Als Gichtiker meide man deshalb die Essen bei Familienfesten, Kongressen und Jagdpartien.

Auch der Alkohol löst Anfälle aus. Nach Alkoholgenuß steigt der Harnsäurespiegel an. Daß man den einen Wein vertrage, den anderen nicht, ist ein Märchen. Unterlassen Sie schmerzhafte Experimente! Es kommt nur auf die Mengen Alkohol an. Ein „Viertel" jeglicher mitteleuropäischen Herkunft ist, wenn es langsam genossen wird, unschädlich. Folgen Sie also Ihrer Vorliebe, aber seien Sie mäßig! Anstelle eines Viertels Wein können Sie auch ein Glas Bier oder ein Glas Schnaps oder Likör nehmen; bei jeder der beiden Hauptmahlzeiten aber jedenfalls nur eine Portion dieser Getränke.

Kommt es trotz Behandlung und Diät noch zu einem Gichtanfall, so erforschen Sie Ihr Gewissen, ob Sie Ihre Vorschriften eingehalten haben! Ist dies der Fall, so war es gewiß einer der letzten Anfälle.

Während des Anfalles essen Sie wenig und trinken Sie viel. Fleischbrühe muß gemieden werden. Soweit Wasser und Wässer abgelehnt werden, empfehlen sich Fruchtsäfte und Kompotte.

Harnsäuresteinleiden

Das Wesen der Harnsäuresteinleiden

Unter Harnsäuresteinleiden verstehen wir die Bildung von Steinen aus Harnsäure in der Niere und den ableitenden Harnwegen einschließlich Blase. Für die Stellung der Diagnose ist eine gründliche Untersuchung, wenn möglich mit chemischer Analyse des Steins, unerläßlich. Die häufigste Grundkrankheit des Leidens ist zweifellos die Gichtanlage; daneben kommen weniger bekannte Störungen der Nierenfunktion in Frage, Störungen, die zum Teil mit der Bildung eines besonders sauren Harnes einhergehen, zum Teil erblich bedingt sind. Nicht selten kommen Harnsäuresteine auch im Verlauf chronischer Leiden mit vermehrter Zellbildung, das heißt vermehrtem Nucleinsäurenumsatz, vor, in erster Linie bei Krankheiten der blutbildenden und lymphatischen Gewebe.
Harnsäure ist ein im Wasser, und damit im Harn, schwer löslicher Stoff. Der normale Harn enthält bereits Harnsäuremengen, die bei längerem Stehen auskristallisieren würden, er ist eine „übersättigte" Lösung. Es ist verständlich, daß eine solche übersättigte Lösung um so weniger stabil ist, je höher der Harnsäuregehalt ist und daß es das Ziel jeder Behandlung sein muß, durch Verringerung des Harnsäuregehaltes bzw. Verdünnung des Harnes die Ausfällungstendenz hintanzuhalten.
Man hat weiterhin festgestellt, daß durch Abstumpfung (Neutralisierung) des normalerweise leicht sauren Harnes seine Fähigkeit zur Harnsäureauflösung stark verbessert werden kann. Diese Abstumpfung ergibt sich bei Wahl einer purinarmen Diät teilweise von selbst; reicht deren Effekt nicht aus, so sind entsprechende ärztliche Zusatzvorschriften angezeigt. Neuerdings kann man mit Allopurinol auch die Bildung der Harnsäure im Körper einschränken. Die Verordnung des Mittels erfolgt durch Ihren Arzt.

Die Diätvorschrift bei Harnsäuresteinen

Unabhängig von der Grundursache behält neben der medikamentösen Behandlung die Diät in der Therapie des Harnsäurestein-

leidens ihren Platz. Ihr Ziel ist die Verringerung der Harnsäureausscheidung, die Verdünnung der Harnsäure im Harn und die Neutralisierung des Harnes.
Die Verringerung der Harnsäureausscheidung erreicht man durch eine purinfreie bzw. purinarme Diät. Wer das Kapitel über die Gicht ausgelassen hat, weil es ihn nicht betrifft, lese nun die Erläuterungen über „Die Harnsäure des Körpers und ihre Herkunft", S. 6 bis 7, ehe er fortfährt. Je nach Größe der vorhandenen Steine wird der Arzt eine purinfreie (s. u.) oder purinarme (s. u.) Diät verschreiben. Sind größere Steine vorhanden, so sollte bis zu deren Auflösung eine purinfreie Diät eingehalten werden, damit der Stein nicht weiterwächst. Handelt es sich um kleinste Steinchen oder „Grieß", so genügt die purinarme Kost. Die letztere Kostform ist für immer einzuhalten, wenn ein Patient einen großen oder mehrere kleine Harnsäuresteine gehabt hat.
Ebenso wichtig wie die purinarme Kost ist die Verdünnung der ausgeschiedenen Harnsäure in den Harnwegen. Der sicherste Weg dazu ist die reichliche Flüssigkeitszufuhr, die so einzurichten ist, daß täglich wenigstens zwei Liter Harn ausgeschieden werden. Die hierzu nötige Trinkmenge variiert je nach Jahreszeit bzw. Stärke des Schwitzens. Soweit keine anderen Gründe dagegen stehen, ist die Art der Flüssigkeitszufuhr gleichgültig, d. h. Wasser, Säfte, Kaffee, Tee, Milch, Mineralwässer und Suppen sind zunächst gleichwertig. Man achte aber darauf, daß die Harnverdünnung allzeit erfolgt, auch nachts. Dazu ist es notwendig, entweder vor dem Schlafengehen 1/2–3/4 Liter Flüssigkeit zu sich zu nehmen oder mit Hilfe des Weckers den Schlaf zum Zwecke nächtlicher Flüssigkeitszufuhr zu unterbrechen. An die zunächst grausam erscheinende Maßnahme gewöhnen die meisten Patienten sich rasch. Ihre Einhaltung wird durch das Freibleiben von Anfällen belohnt.
Eine Neutralisierung des Harnes durch Diät allein ist sehr schwierig. Entsprechende Arzneivorschriften sind wirksamer und einfacher zu handhaben. Wer dennoch eine diätetische Neutralisierung versuchen will, ziehe aus Band 3 dieser Reihe „Diät bei Erkrankungen der Niere und Harnwege und bei Nierensteinen" von Prof. Sarre und Prof. Kluthe den Abschnitt über Kost mit Basenüberschuß zu Rate. Eine gewisse Hilfe bieten auch „alkalische" Mineralwässer, abgesehen davon, daß eine purinfreie Kost teilweise neutralisierend wirkt. Ob weitere Diätvorschriften bei Harnsäuresteinen zweckmäßig sind, ist zweifelhaft. Die Zitronenkur hat einige Anhänger. Man nimmt den Saft von wenigstens einer Zitrone täglich. Diese Menge Zitronensaft ist als Würze bzw. als Getränk leicht im Kostplan

unterzubringen. Vorausgesetzt, daß die übrigen Kostvorschriften nicht versäumt werden, ist gegen eine Zitronenkur nichts einzuwenden. Als einzige Therapie sind ihre Aussichten ungewiß.
Wie bei der Gicht, so gilt auch bei den Harnsäuresteinleiden, daß von halben Maßnahmen wenig zu erwarten ist. Eine präzise Durchführung aller Vorschriften führt dagegen zu Beschwerdefreiheit bei den meisten Patienten. Beim Rest werden die Beschwerden leichter und seltener. Wie bei der Gicht gilt aber auch hier, daß die Beschwerden bei Lockerung oder gar Aufgabe der Diät bzw. der ärztlichen Vorschriften wiederkehren. Vielleicht ist es ein Trost, daß die mit der Diät erzwungene Mäßigkeit auch dem übrigen Körper, seiner Gesundheit und den Aussichten auf ein langes Leben zugute kommt.

Purinfreie und purinarme Diäten

Die Tabelle auf S. 16 ff. enthält Angaben über den Puringehalt der wichtigsten Nahrungs- und Genußmittel; die Zahlen sind bereits auf Harnsäurewerte umgerechnet und den praktischen Bedürfnissen entsprechend abgerundet. Für die Zusammenstellung einer Diätvorschrift genügen diese Angaben durchaus, da der Puringehalt vieler Nahrungsmittel je nach Zusammensetzung schwankt, z. B. bei den Wurstwaren. Die Angabe des Puringehaltes als Harnsäure ist aber nicht nur aus küchentechnischen Gründen sinnvoll. Gewisse Purine werden nämlich vom Körper nicht in Harnsäure umgewandelt, sind also deshalb völlig ungefährlich. Dies gilt in erster Linie von dem in Kaffee und Tee enthaltenen Coffein, daneben von den Purinen des Kakaos. Diese Getränke sind dementsprechend unbegrenzt erlaubt.
Es ist eine weitverbreitete irrtümliche Ansicht, daß fleischfreie Kost purinfrei sei. Es gibt eine Reihe vegetabilischer Nahrungsmittel, wie z. B. die Hülsenfrüchte Erbsen, Bohnen und zumal Linsen, die nicht weniger Purine als Fleisch enthalten; andererseits gibt es hochwertige Eiweißträger, nämlich Milchprodukte, die purinfrei sind. Auch das Hühnerei ist praktisch purinfrei, während Fischeier wie Kaviar oder Rogen nur als purinarm anzusehen sind.
Entscheidend für Aufnahme oder Ausschluß eines Lebensmittels bei der Zusammenstellung einer Diät ist nicht allein der Gehalt an Purinen (ausgedrückt als mg Harnsäure pro 100 g Lebensmittel),

sondern auch die Menge, die in der Küche oder bei Tisch davon verwendet wird. In unserer Tabelle ist deshalb auch der Puringehalt einer üblichen Portion (nebst der Portionsgröße) angegeben. Trotz hohen Puringehaltes wird man die zurückhaltende Verwendung von Fleischextrakt zum Würzen gestatten, wohingegen man bei in großen Mengen verwendeten Lebensmitteln auch niedrige Puringehalte berücksichtigen muß. Man berechne z. B., daß 1 Gramm Fleischextrakt (als Würze für 1 Person sehr reichlich!) 35 mg Harnsäure entspricht, eine ausreichende Portion von 150 g Fleisch (je nach Sorte) zwischen 150 und 225 mg Harnsäure enthält. Trotz des verhältnismäßig niedrigen Puringehaltes des Bieres muß man berücksichtigen, daß man, wenn überhaupt, davon selten weniger als 1/2 l (entsprechend 80 mg Harnsäure) trinkt, andererseits die als Vorspeise genossenen Anchovis pro Portion kaum mehr als 10 g (entsprechend 20 mg Harnsäure) wiegen.
Die Mißerfolge alter Diätvorschriften sind in erster Linie darauf zurückzuführen, daß man auf diese Verhältnisse keine Rücksicht genommen hat. Man hat unnötigerweise Lebensmittel verboten, die zwar purinreich sind, aber nur in kleinen Mengen genossen werden, dagegen wurden Lebensmittel erlaubt, die nur mäßig Purine enthalten, aber gewöhnlich in größeren Mengen zugeführt werden.
Weicht man von den üblichen Portionsgrößen ab, z. B. beim Fleisch oder Gemüse, so muß der Harnsäuregehalt pro Portion neu berechnet werden.

Purinfreie Diät (Streng purinarme Diät)

Als purinfrei ist, streng genommen, nur eine Diät anzusprechen, die weder Fleischwaren noch Gemüse enthält. Solch eine Diät widerspricht anderen wichtigen Ernährungsgrundsätzen, und wir erlauben in der „purinfreien Diät“ deshalb bis zu 120 mg Harnsäure täglich, doch soll die Wochenmenge 1000 mg Harnsäure nicht übersteigen. Es ergibt sich zwangsläufig, daß Eiweiß dabei in erster Linie in Form von Milch, Milchprodukten und Pflanzenprodukten (außer Linsen, gelben Erbsen oder weißen Bohnen) zugeführt wird. Der Schmackhaftigkeit zuliebe werden zusätzlich zweimal wöchentlich 100 Gramm Muskelfleisch erlaubt. Andererseits sollte die Kost pro Tag höchstens 1 Gramm Eiweiß pro Kilogramm Körpergewicht enthalten, 70 Gramm Eiweiß für den „Normalverbraucher“.
Die „streng purinarme Diät“ ist eine Diät, die nur bei wirklicher

Notwendigkeit verschrieben wird, dann aber eingehalten werden muß. Meist wird sie nach einiger Zeit durch eine „purinarme Diät" abgelöst.

Purinarme Diät

In den meisten Fällen, in denen eine Kostvorschrift bei Gicht oder Harnsäuresteinleiden gemacht wird, wird eine purinarme Kost verschrieben. Eine Kost dieser Art enthält wenig Purine, etwa soviel, wie für eine abwechslungsreiche Kost unerläßlich ist (aber nicht mehr), und das sind bis zu 300 mg Harnsäure pro Tag oder 2000 mg Harnsäure pro Woche. Es ist bei dieser Kost nicht unerläßlich, daß der Grenzwert von 300 mg täglich eingehalten wird. Wird er eines Tages überschritten, so kann die Überschreitung am nächsten Tag durch eine entsprechend große Einschränkung ausgeglichen werden. Die purinarme Diät kann täglich eine mittelgroße Fleischportion enthalten. Dabei gibt man im allgemeinen, ohne jedoch strenge Vorschriften zu machen, dem gekochten Fleisch den Vorzug, da ein Teil seiner Purine ins Kochwasser übergeht. Die leider immer noch üblichen Unterscheidungen zwischen „weißem" und „dunklem", „rotem" Fleisch entbehrt hier jeder Begründung. Unsere Tabelle zeigt außerdem, daß bezüglich des Puringehaltes zwischen Rind, Schwein, Wild und Geflügel kein großer Unterschied besteht und daß selbst Fischfleisch ähnliche Mengen Purine enthält. Fettreiche Fleischsorten sind im allgemeinen purinärmer als magere.
Die angegebenen Rezepte sind auf einen Kalorienverbrauch von etwa 2000 Kalorien pro Tag berechnet. Ob diese Diät ausreicht, bestimmt man am besten mit der Waage, die zeigt, ob man ab- oder zunimmt. Nimmt man zu, so wird der tatsächliche Kalorienbedarf durch die Nahrungszufuhr überschritten, die Abhilfe besteht in Verringerung der Nahrungszufuhr, am besten so, daß von jeder vorgesehenen Mahlzeit etwas weniger genommen wird. Nimmt man bei der vorgeschriebenen Diät ab, so müssen weitere Kalorien zugeführt werden, falls kein „Übergewicht" besteht; vergleiche S. 8. Da die erlaubte Zufuhr von Purinen bereits voll ausgenützt ist, muß sich die zusätzliche Kalorienzufuhr auf Lebensmittel beschränken, die bevorzugt Kohlenhydrate oder Fett enthalten! Dabei ist die Kohlenhydratzulage zu bevorzugen. Unter den kohlenhydrathaltigen Nahrungsmitteln spielen hierzulande Brot (mit Honig oder Marmelade) und Kartoffeln die Hauptrolle, anderwärts sind Mehlgerichte wie Nudeln, Spaghetti, Spätzle,

Makkaroni die meistgeschätzten Spender der Kohlenhydratkalorien. Die süddeutsche und zumal die italienische Küche kennen hier zahlreiche und leckere Zubereitungsarten, die für den Gichtiker geeignet sind. Mäßige Fettzulagen bestehen aus einer geringen Vermehrung des Streichfettes (Butter oder eine gute Margarine), ölreicheren Salatsaucen und Mais- oder Sonnenblumenöl zum Abschmecken der Gemüse.

Platz für Notizen

Harnsäuregehalt wichtiger Lebensmittel

Die Harnsäure- und Kalorienwerte beziehen sich auf den eßbaren Anteil von 100 g Ware.

	Lebensmittel	mg Harnsäure pro 100 g	mg Harnsäure pro Portion	Portionsgröße in g
Fleisch	Fleischextrakt	3500	35	1
	Hackfleisch	127	190	150
	Hammellende	195	245	150
	Hammelkotelett	125	190	150
	Kalbsfilet	190	285	150
	Kalbskotelett	125	190	150
	Kaninchen	145	220	150
	Schinken, gekocht	118	60	50
	Schinken, roh	70	35	50
	Schweinsfilet	154	230	150
	Schweinskotelett	118	180	150
	Rindsfilet	130	195	150
	Rindfleisch, fett	110	165	150
Innereien	Bries	1032	1032	100
	Herz	408	408	100
	Hirn	100	100	100
	Niere	240	300	125
	Leber	336	420	125
	Zunge	115	173	150
Wild und Geflügel	Fasan	110	165	150
	Ente	153	230	150
	Gans	240	360	150
	Hase	110	165	150
	Huhn, gekocht	170	255	150
	Huhn, Keule	110	165	150
	Huhn, Brust	175	260	150
	Reh	110	165	150
	Truthahn	170	255	150

	Lebensmittel	mg Harnsäure pro 100 g	Portion	Portionsgröße in g
Fisch	Aal, geräuchert	115	68	50
	Anchovis	360	40	10
	Austern	90	36	40=6 St.
	Bückling	318	318	100
	Forelle	170	210	125
	Hecht	140	210	150
	Heilbutt	120	180	150
	Hering	280	420	150
	Hummer	175	525	300= 1/2 Hum.
	Kabeljau	150	225	150
	Karpfen	150	225	150
	Kaviar, deutscher	144	43	30
	Krabben	168	168	100
	Lachs	150	225	150
	Räucherlachs	242	242	100
	Miesmuscheln	370	500	135= 30 St.
	Ölsardinen	560	280	50
	Schellfisch	160	240	150
	Scholle	156	233	150
	Seezunge	127	190	150
	Sprotten, ger.	535	268	50
Fett	Butter	0		
	Knochenmark	100	10	10
	Kokosfett	0		
	Maiskeimöl	0		
	Margarine	0		
	Schweineschmalz	0		
	Sonnenblumenöl	0		
	Speck	75	15	20
Ei	Ei, 50 g	1	Die Angaben für Ei beziehen sich jeweils auf 1 Stück	
	Eigelb, 20 g	1		
	Eiweiß, 30 g	0		

	Lebensmittel	mg Harnsäure pro 100 g	Portion	Portions- größe in g
Milch und Milch-produkte	Buttermilch	0		
	Joghurt	0		
	Kondensmilch	0		
	Magermilch	0		
	Rahm (Sahne)	0		
	Sauermilch	0		
	Quark (Topfen)	0		
	Vollmilch	0		
Käse	Camembert	0		
	Gervais	0		
	Emmentaler	0		
Mehl, Brot	Weizenmehl	20	2	10
	Knäckebrot	60	6	10
	Mischbrot	36	18	50
	Vollkornbrot	40	20	50
	Weißbrot	15	8	50
	Zwieback	29	3	10
Nähr-mittel	Grieß	55	16	30
	Nudeln	38	30	80
	Reis, Sago, Stärke	0		
	Zucker, Marmelade, Honig	0		
Pilze	Champignon	20	30	150
	Morcheln	30	15	50
	Pfifferlinge	25	38	150
	Steinpilze	50	75	150
Gemüse und Hülsen-früchte	Blumenkohl	25	38	150
	Bohnen, grün	50	75	150
	Bohnen, weiß	130	65	50
	Erbsen, grün	145	218	150
	Erbsen, gelb, getrock.	140	70	50

	Lebensmittel	mg Harnsäure pro 100 g	Portion	Portions-größe in g
	Grünkohl	30	45	150
	Karotten	25	38	150
	Kartoffeln	5	8	150
	Kohlrabi	11	11	100
	Kürbis	0		
	Linsen	185	46	25
	Rosenkohl	15	23	150
	Rotkraut	25	38	150
	Sauerkraut	12	18	150
	Schwarzwurzeln	5	8	150
	Spargel	30	75	250
	Spinat	70	105	150
	Tomaten	10	15	150
	Wirsing	20	30	150
	Zwiebeln	9		
Salate	Endivien	20	10	50
	Feldsalat	45	23	50
	Gurken	8	12	150
	Kopfsalat	10	5	50
	Rettich, Radieschen	15	8	50
	Rote Bete	15	23	150
	Sellerie	30	3	10
Obst	Ananas	0		
	Apfel	2	2	100
	Aprikosen	0		
	Bananen	0		
	Birnen	2	2	100
	Datteln	15	3	20
	Erdbeeren	12	12	100
	Heidelbeeren	0		
	Himbeeren	0		
	Johannisbeeren	0		
	Kirschen	0		
	Melone	0		
	Orange	0		

	Lebensmittel	mg Harnsäure pro 100 g	Portion	Portionsgröße in g
	Pfirsich	0		
	Pflaumen	0		
	Rhabarber	10	10	100
Nüsse	Erdnüsse	100	20	100
	Haselnüsse	30	6	20
	Mandeln	30	6	20
	Walnüsse	25	5	20
Getränke	Bier	16	80	1/2 Liter
	Kaffee, Kakao, Tee	0		

Die Kalorie (kcal oder Kilokalorie) wird laut gesetzlicher Vorschrift durch das Joule (sprich dschuhl!) ersetzt werden, speziell auf den Verpackungen von Lebensmitteln. Viele Firmen werden aber auch weiterhin den Kaloriengehalt angeben. Die Umrechnung ist einfach:

1 kcal entspricht 4,18 kJ.

Im Alltag genügt es, mit 4 zu multiplizieren, um Kilokalorien in Kilojoule umzurechnen.

Jetzt wird gekocht

Was Sie vorher wissen sollten!

Küchen-ABC

A	abschmecken	*ein fertig gekochtes Gericht nachwürzen*
B	blanchieren	*Kochgut in kochendem Wasser kurz aufkochen lassen, Kochwasser abgießen*
	braten	*garen in Fett oder in heißer Luft im Backofen. Das Bratfett soll nie zu heiß werden, langsam braten ist besser*
C	Cocktail	*Mixgetränk*
D	dünsten	*Kochgut mit wenig Flüssigkeit garen*
E	Einbrenne	*Mehlschwitze*
F	Faschiertes	*Bezeichnung für Hackfleisch*
G	gratinieren	*im sehr heißen Ofen überbacken*
	grillen	*garen durch Hitzestrahlung, ohne oder fast ohne Fett, meist keine Krustenbildung*
H	häuten	*die Haut, bzw. Schale entfernen*
I	Ingwer	*scharfes, wohlschmeckendes Gewürz, Ingwerpflaumen in Sirup oder kandierter Ingwer als Konfekt*
K	Kasserolle	*kleiner, flacher Topf*
L	langsam kochen	*Kochgut bei niedriger, schwacher Hitze garen*
	legieren	*Binden einer heißen, nicht mehr kochenden Flüssigkeit mit Eigelb*
M	Marillen	*Aprikosen*
	Marinade	*Salatsoße*
N	Nelken	*Gewürznelken oder Nägelein*

O	Oregano	*wilder Majoran*
P	passieren	*Kochgut durch ein Sieb streichen*
	Prise	*Menge zwischen zwei Fingerspitzen oder auf einer Messerspitze, ca.* $^{1}/_{2}$ *Gramm*
Q	quellen	*Kochgut in Flüssigkeit aufgehen lassen, bis es weich ist*
R	rösten	*im Ofen backen, oder auf der Pfanne ohne Fett bräunen* *Mehl weiß rösten = Einbrenne herstellen*
S	Sahne	*Rahm*
	sämig	*gebunden*
	sieden	*garen in heißer, nicht kochender Flüssigkeit*
	stauben	*Binden eines fast garen Gerichts durch Überstreuen von Mehl*
T	tranchieren	*Zerteilen von Fleisch und Geflügel*
U	verlesen	*Beeren (oder Reis) von unsauberen und unbrauchbaren Teilen befreien*
V	Vitamine	*lebenswichtige Ergänzungsstoffe in der Ernährung*
W	Wasserbad	*in einen Topf mit kochendem Wasser einen kleineren Topf mit Kochgut gefüllt, zum Erwärmen bringen*
	wiegen	*zerkleinern mit einem Wiegemesser*
	wiegen	*abwiegen = Gewicht bestimmen* *um erlaubte Mengen einhalten zu können, müssen die Zutaten vor dem Kochen (geputzt) gewogen werden*
Z	ziehen lassen	*Fertiggaren von Nahrungsmitteln in Flüssigkeit, die am Kochpunkt gehalten wird oder* *Kochgut kalt stellen und den Geschmack oder die Flüssigkeit einziehen lassen*
	Zibeben	*eine hartschalige Rosinenart*

- Die Mengen gelten jeweils für 1 Person, falls nicht anders angegeben.
- Durch entsprechende Vervielfältigung kann das Rezept für mehrere Personen erweitert werden.
- Rezepte wurden gewählt, die einfach und schnell zuzubereiten sind.
- Bei Backwaren ist die Stückzahl angegeben.
- Die Nährwertangaben beziehen sich immer auf 1 Portion, bzw. 1 Stück.
- Die in den Rezepten angegebenen Mengen sind der kochfertige Anteil, Obst und Gemüse ohne Schale und Kerne,
  Fleisch ohne Knochen.
- Zum Würzen dürfen Salz, Zucker, Naturgewürze (z. B. Kümmel, Pfeffer, Paprika, Lorbeer, Ingwer, Muskat, Nelken, Piment, Curry, Zimt), Kräuter (z. B. Dill, Petersilie, Schnittlauch, Bohnenkraut, Thymian, Majoran), sowie Vanille und Zitronenschale beliebig zugegeben werden.
  In den Rezepten sind Würzvorschläge gemacht, die verändert werden dürfen, falls eine andere Geschmacksrichtung gewünscht wird.
- Fertige Würzmischungen, Brühwürfel und Fondor sind wegen des Gehalts an Salz und Harnsäure sparsamst zu verwenden.
- Butter und Margarine können in den Rezepten ausgetauscht werden.
- Wird Öl statt Butter oder Margarine bevorzugt, nimmt man nur 4/5 der angegebenen Menge.
- In der modernen Küche ist es ratsam, Butter, Margarine oder Öl sparsam zu verwenden und erst nach dem Kochen zuzugeben.
- Kochen in Alufolie oder Römertopf hilft Fett einzusparen und bringt wohlschmeckende Gerichte.
- Größere Mengen kochen und diese portionsweise einfrieren, hilft Zeit und Arbeit sparen.

Für den eiligen Leser

● *Abkürzungen zu den Mengen:*	**EL**	*Eßlöffel*
	KL	*Kaffeelöffel*
	Pr	*Prise*
	Msp	*Messerspitze*
	Stck	*Stück*
	l	*Liter*
	g	*Gramm*
● zu den Nährwertangaben:	**E**	*Eiweiß*
	F	*Fett*
	KH	*Kohlenhydrate*
	kcal	*Kilokalorien*
	kJ	*Kilojoule*

Praktische Mengenangaben

125 ml (ccm) – 1/8 Liter – 1 Tasse Flüssigkeit

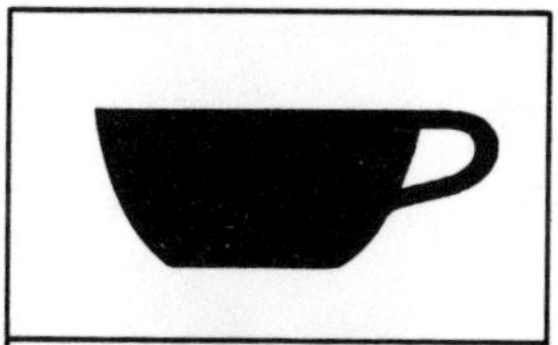

100 g – 1 kleiner Apfel

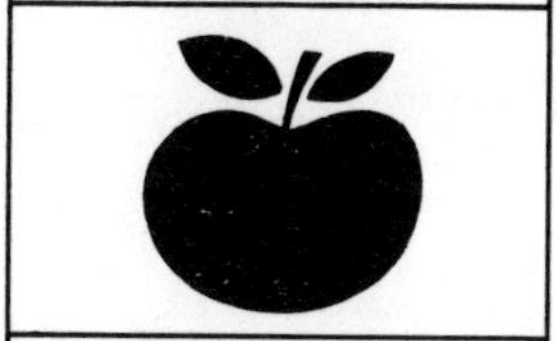

30 g – 1 Eßlöffel (Großmutters Besteck!)
Mehl, Zucker, Salz, Speisestärke, Reis

Die Eßlöffel sind gehäuft gefüllt!
(siehe Zeichnung)

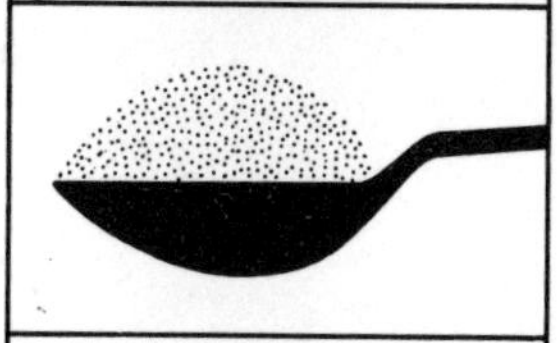

20 g – 1 Eßlöffel (modernes Besteck)
Mehl, Zucker, Salz, Speisestärke, Reis

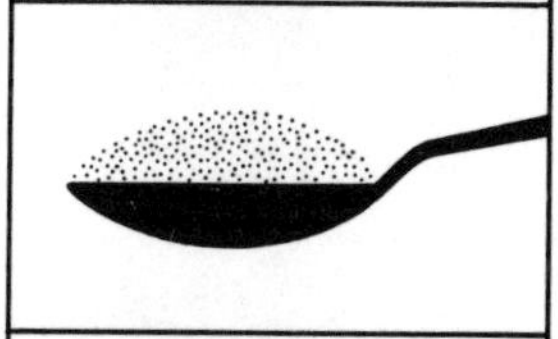

10 g – 1 EL Öl

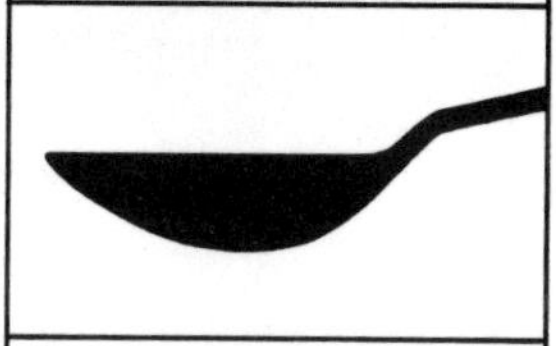

5 g – 1 KL Öl

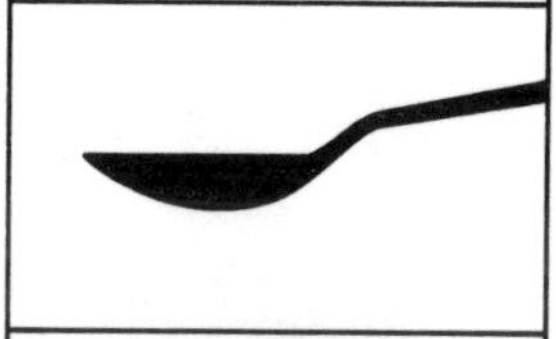

10 g – 1/2 Hotelpäckchen Butter

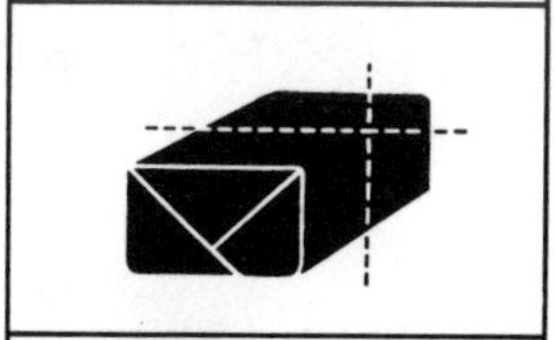

60 g – 1 Kartoffel, hühnerei-groß!

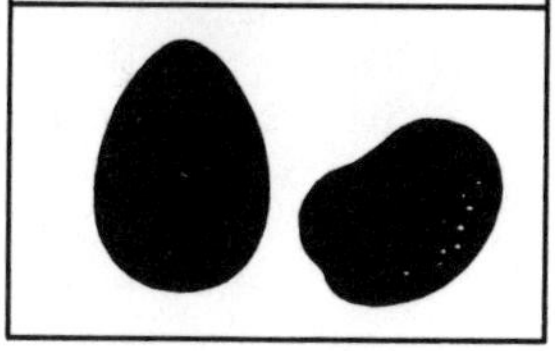

Besitzen Sie schon einen Meßbecher?

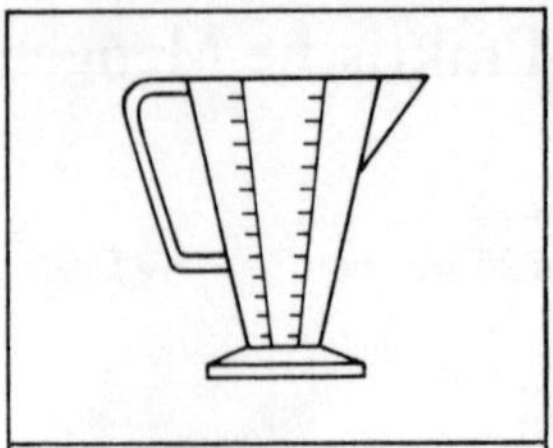

Beachten Sie alle Packungsaufschriften
und besonders die Mengenangaben.

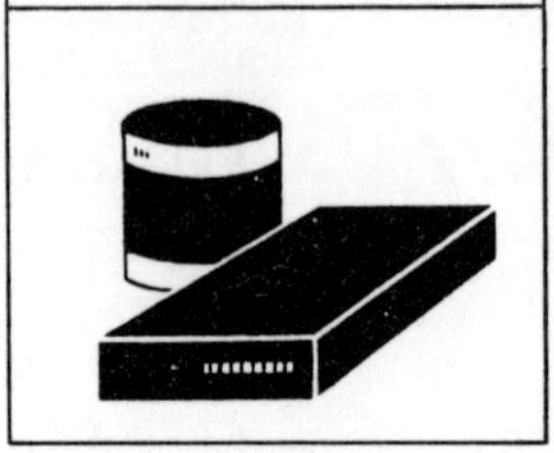

Zu den Tagesspeisefolgen:

- Mittag- und Abendessen, sowie Zwischenmahlzeiten dürfen ausgetauscht werden.
- Eine Mahlzeit täglich, als Kaltverpflegung, ist auch zum Mitnehmen geeignet.
- Als Zusatzkost dürfen harnsäurefreie Speisen gegessen werden, jedoch ist zu beachten,
  daß dadurch der tägliche Kaloriengehalt überschritten wird!
- In den Tagesspeisefolgen sind Auswahlessen angegeben, bei welchen der angegebene Harnsäuregehalt nicht überstiegen wird.
- Getränke, wie Tee, Fruchtsaft oder Mineralwasser dürfen zusätzlich genommen werden.
- Als Brot ist Hausbrot (Bäckerbrot oder Graubrot) wegen des geringeren Harnsäuregehaltes dem Vollkornbrot vorzuziehen.

Und nun guten Appetit!

7 Tagesspeisefolgen für streng purinarme Kost

mit weniger als 120 mg Harnsäure im Tagesdurchschnitt, beziehungsweise 1000 mg Harnsäure in der Woche

1. Tag für streng purinarme Kost

(Harnsäure 70 mg)

---

1. Frühstück	Tee, Kaffee oder Milch mit Zucker und Kondensmilch Brot, 1 Scheibe, 50 g Brötchen, 1 Stück Magerquark, 50 g Konfitüre oder Gelee, 20 g
2. Frühstück	Apfel, 1 Stück, 100 g geschält
Mittagessen	geröstete Grießsuppe Rezept 4 verlorene Eier Rezept 62 Tomatensoße Rezept 13 Reis Rezept 34 Kopfsalat Rezept 88 Aprikosenkompott Rezept 69
Vesper	Mandarinen, 2 Stück oder Orange, 1 Stück
Abendessen	Kräuterquark Rezept 103 Tomaten, 100 g Knäckebrot, 2 Scheiben, 20 g Butter oder Margarine, 10 g E 70 g F 60 g KH 260 g kcal 1910 kJ 8000
Auswahlessen für Mittag	Rühreier oder Spiegeleier, (mit wenig Fett zubereitet!) oder Eier in Senfsoße Rezept 14

2. Tag für streng purinarme Kost
(Harnsäure 175 mg)

1. Frühstück	Tee, Kaffee oder Milch mit Zucker und Kondensmilch Cornflakes, 30 g Milch, 150 g Brötchen, 1 Stück Butter oder Margarine, 5 g Konfitüre oder Gelee, 10 g
2. Frühstück	Joghurt, Magerstufe, 150 g
Mittagessen	Zucchini-Bananen-Rohkost Rezept 94 Ungarisches Gulasch Rezept 18 Salzkartoffeln Rezept 37 Endiviensalat Rezept 88 Quarkcreme mit Aprikosensoße Rezept 73
Vesper	Birne, 1 Stück, 150 g
Abendessen	Reissalat „indisch" Rezept 102 Knäckebrot, 1 Scheibe, 10 g
	E 70 g F 60 g KH 285 g kcal 2015 kJ 8435
Auswahlessen *für Mittag* *für Abend*	Zwiebelfleisch Rezept 24 Ei, hart oder weich gekocht, Quark, Knäckebrot, Obst

3. Tag für streng purinarme Kost
(Harnsäure 125 mg)

---

1. Frühstück	wie am 2. Tag
2. Frühstück	Orange, 1 Stück, 100 g geschält
Mittagessen	Blumenkohlsuppe „Dubarry" Rezept 2 gebratene Zucchinischeiben Rezept 44 Herzogin Kartoffeln Rezept 40 Endiviensalat mit Mandarinen Rezept 89 feine Fruchtcreme Rezept 74
Vesper	Fruchtsaft oder Tee Knäckebrot, 1 Scheibe, 10 g Hüttenkäse oder Quark 20 % F i.Tr., 50 g
Abendessen	Brezel oder Brötchen, 1 Stück Wurst oder Schinken, 30 g z. B. Mortadella, Schinkenwurst Edamer Käse, 30 g Tomate oder Gurke, 100 g Buttermilch oder Magerjoghurt, 150 g
	E 75 g F 65 g KH 230 g kcal 1855 kJ 7665
Auswahlessen für Mittag	Kartoffelsoufflé Rezept 57 Tomate, gegrillt, 100 g

4. Tag für streng purinarme Kost
mit Beispiel für Proviant für den Sonntagsausflug!
(Harnsäure 135 mg)

---

1. Frühstück	wie am 2. Tag
Proviant	Brot, 1 Scheibe, 50 g Brötchen, 1 Stück Fleischküchlein, halbes Rezept 16 Ei, hart gekocht, 1 Stück Schmelzkäse, 1 Ecke, 30 g Joghurt, 150 g Keks, 6 Stück Apfel, 1 Stück, groß, 150 g Fruchtsaft, Tee oder Mineralwasser
Abendessen	Reis Rezept 34 Tomate, frisch oder gegrillt, 100 g Kompott, frisch oder aus Dose, 150 g
	E 65 g F 55 g KH 300 g kcal 2010 kJ 8415
Auswahlessen für Abend	Grießbrei Rezept 63 mit Kompott Rezept 69 oder Avokadosuppe mit Toastbrot Rezept 1

5. Tag für streng purinarme Kost
(Harnsäure 110 mg)

1. Frühstück	Tee, Kaffee oder Milch mit Zucker und Kondensmilch Brötchen, 1 Stück Knäckebrot, 1 Scheibe, 10 g Wurst, Mortadella, 30 g Kräuterquark halbes Rezept 103
2. Frühstück	Banane, 1 Stück
Mittagessen	Rote Bete-Suppe Rezept 6 Schaumomelette mit Champignon Rezept 60 Kopfsalat Rezept 88 Milchreis „Schokiba" Rezept 78
Vesper	Orange, 1 Stück
Abendessen	Knäckebrot, 2 Scheiben, 20 g Hüttenkäse oder Quark, 150 g Radieschen, 50 g Obstkuchen Rezept 83
	E 85 g F 55 g KH 250 g kcal 1885 kJ 7890
Auswahlessen für Mittag	Blumenkohlsuppe „Dubarry" Rezept 2 Risotto Rezept 35 Tomatensoße Rezept 13 Kompott

6. Tag für streng purinarme Kost
(Harnsäure 80 mg)

---

1. Frühstück	Tee, Kaffee oder Milch mit Zucker und Kondensmilch Brot, 1 Scheibe, 50 g Brötchen, 1 Stück Butter oder Margarine, 10 g Gelee oder Konfitüre, 20 g
2. Frühstück	Grapefruit, 1/2 Stück Zucker, 10 g
Mittagessen	Schwarzwurzeln überbacken Rezept 61 Kartoffelbrei Rezept 39 Kopfsalat Rezept 88 Quarkcreme mit Aprikosensoße Rezept 73
Vesper	Banane, 1 Stück
Abendessen	Brötchen, 1 Stück Knäckebrot, 1 Scheibe, 10 g Butter oder Margarine, 5 g Ei, weich oder hart gekocht, 1 Stück Tomate, 100 g Kresse oder Gurke, 50 g
	E 65 g F 65 g KH 265 g kcal 1960 kJ 8200
Auswahlessen für Mittag	Kuchenmichel Rezept 59 Kompott

Frühlingssuppe Rezept 3, Blumenkohlsuppe „Dubarry" Rezept 2, Rote Bete-Suppe „russisch" Rezept 6

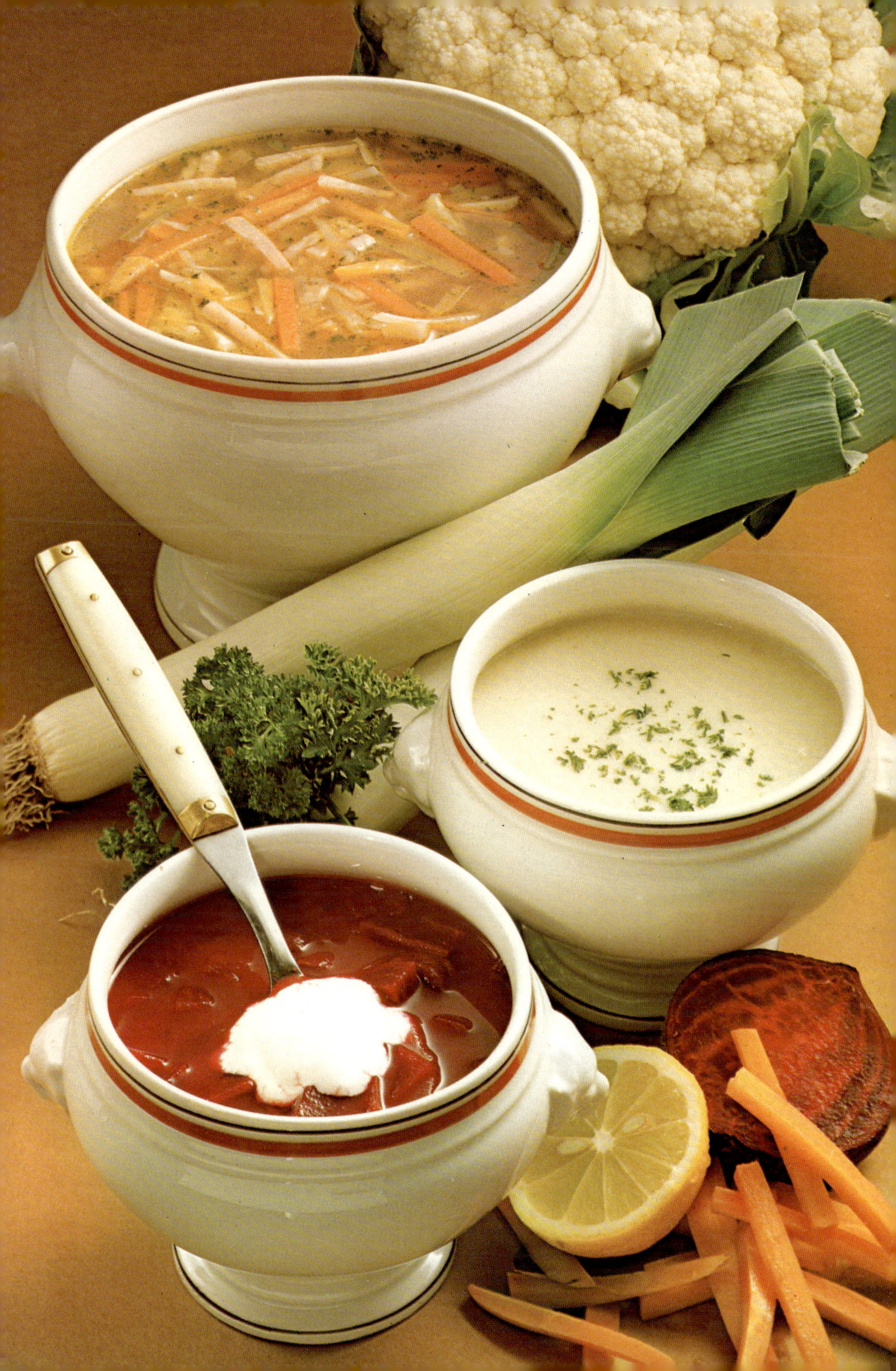

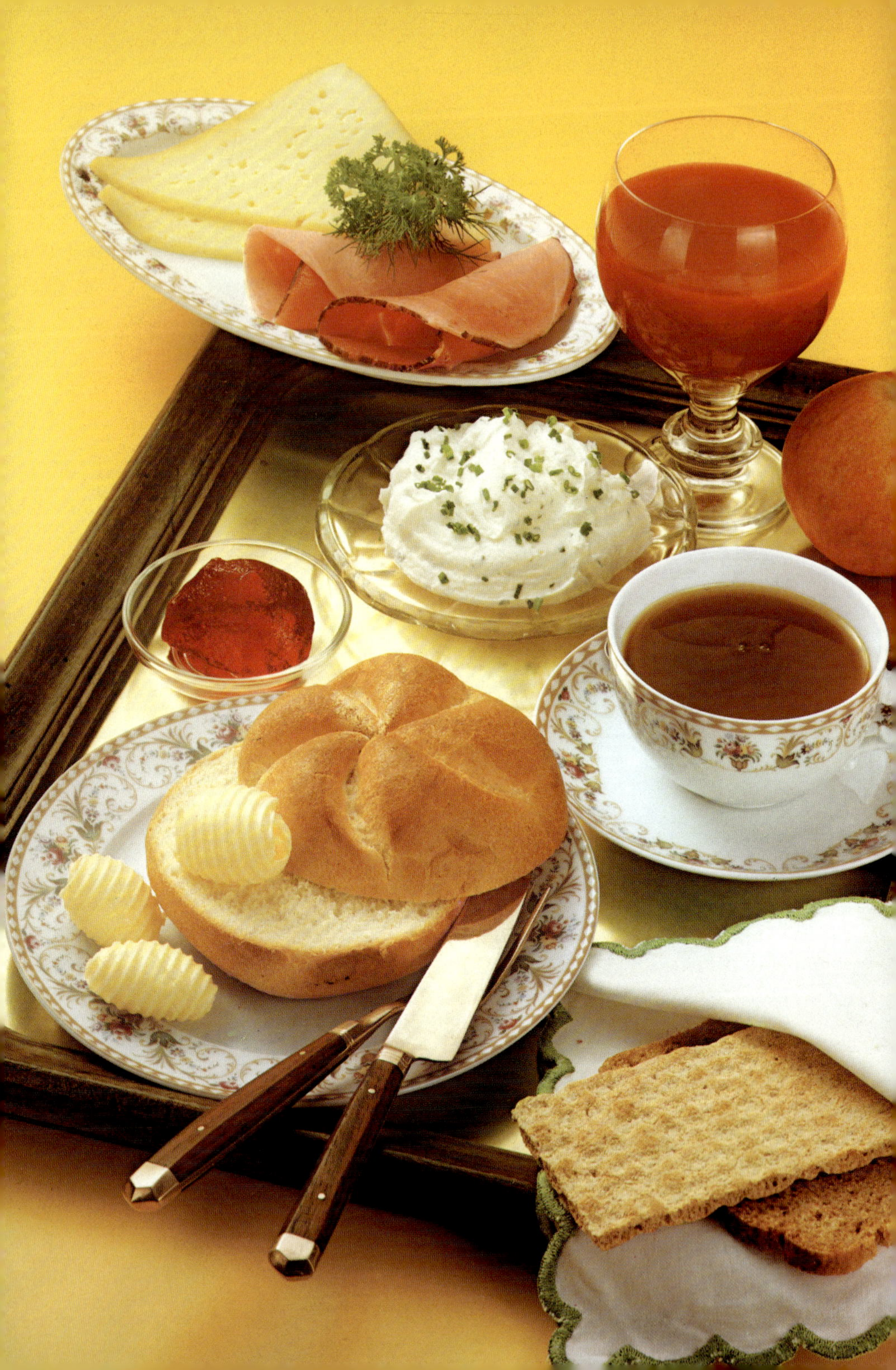

7. Tag für streng purinarme Kost
Beispiel für einen Festtag (Harnsäure 185 mg)

1. Frühstück	wie am 6. Tag
2. Frühstück	Apfel, 100 g
Mittagessen	Steak oder Grillspieß Rezept 17 China-Soße Rezept 10 Reis mit Curry gewürzt Rezept 34 Kopfsalat Rezept 88 gefüllte Banane Rezept 77
Vesper	Kaffee oder Tee mit Zucker und Kondensmilch Kirschkuchen Rezept 83 oder Biskuitroulade Rezept 81
Abendessen	gefülltes Ei halbes Rezept 99 Tomate, 100 g Quark, 50 g Toastbrot, 1 Scheibe, 50 g
	E 60 g F 60 g KH 300 g kcal 2035 kJ 8520
Auswahlessen für Mittag	Gegrillter Schinken „Florida" Rezept 20 oder Krabbenreis gratiniert Rezept 33

„Brunch" oder großes Sonntagsfrühstück, bestehend aus Tee, Brötchen, Knäckebrot, Vollkornbrot, Butter 10 g, Gelee 20 g, Kräuterquark 100 g, Schinken 30 g, Schnittkäse 30 g, Apfel und Tomatensaft.

E 40 g F 25 g KH 90 g kcal 825 kJ 3450

7 Tagesspeisefolgen für purinarme Kost
mit weniger als 300 mg Harnsäure im Tagesdurchschnitt beziehungsweise weniger als 2000 mg Harnsäure in der Woche

1. Tag für purinarme Kost (Harnsäure 190 mg)

1. Frühstück	Tee, Kaffee oder Milch mit Zucker und Kondensmilch Brot, 50 g Brötchen, 1 Stück Butter oder Margarine, 10 g Quark, 50 g Konfitüre oder Gelee, 20 g
2. Frühstück	Joghurt, Magerstufe, 150 g
Mittagessen	Spaghetti bolognese Rezept 54 Endiviensalat Rezept 88 Apfelsalat Rezept 71
Vesper	Banane, 1 Stück
Abendessen	Knäckebrot, 1 Scheibe, 10 g Toastbrot, 1 Scheibe, 40 g Tomate oder Gurke, 100 g Käse, 45 % F i.Tr., 30 g Kresse, 30 g Ei, hart oder weich gekocht, 1 Stück
	E 70 g F 65 g KH 250 g kcal 1915 kJ 8015
Auswahlessen für Mittag	gefüllte Paprikaschote Rezept 51 Kartoffelbrei Rezept 39

2. Tag für purinarme Kost (Harnsäure 300 mg)

1. Frühstück	Tee, Kaffee oder Milch mit Zucker und Kondensmilch Cornflakes, 30 g Milch, 150 g Brötchen, 1 Stück Butter oder Margarine, 5 g Konfitüre oder Gelee, 10 g
2. Frühstück	Banane, 1 Stück
Mittagessen	Geflügelragout oder eingemachtes Kalbfleisch Rezept 26 Reis Rezept 34 Endiviensalat mit Mandarinen Rezept 89 Apfelkompott Rezept 69
Vesper	Birne, 1 Stück, 150 g
Abendessen	Brötchen, 1 Stück Knäckebrot, 1 Scheibe, 10 g Butter oder Margarine, 10 g Mortadella oder Schinkenwurst, 50 g Gurke, frisch oder eingelegt, 100 g
	E 60 g F 70 g KH 250 g kcal 1920 kJ 8040
Auswahlessen für Mittag	Kalbsvögerl Rezept 22 Reis Rezept 34, Endiviensalat Rezept 88

3. Tag für purinarme Kost (Harnsäure 190 mg)

1. Frühstück	Tee, Kaffee oder Milch mit Zucker und Kondensmilch Brötchen, 1 Stück Knäckebrot, 1 Scheibe, 10 g Kräuterquark halbes Rezept 103 oder Quark mit Honig gemischt
2. Frühstück	Orange, 1 Stück, 100 g geschält oder Mandarinen, 2 Stück
Mittagessen	Frühlingssuppe Rezept 3 Kartoffelsoufflé Rezept 57 Gemüsesalat Amsterdam oder Feldsalat Rezept 91 Pfirsichkompott, 150 g
Vesper	Bircher Muesli Rezept 75 oder Fruchtjoghurt mit Keksen
Abendessen	Toast mit Räucheraal Rezept 107 Tomate, 100 g Salzletten, 20 Stück, 20 g
	E 70 g F 70 g KH 240 g kcal 1920 kJ 8040
Auswahlessen für Mittag	Schwarzwurzeln überbacken Rezept 61
Auswahlessen für Abend	Räucherfischsalat Rezept 106

4. Tag für purinarme Kost
mit Beispiel für Proviant für den Sonntagsausflug!
(Harnsäure 215 mg)

---

1. Frühstück	wie am 1. Tag
Proviant	Brot, 50 g Brötchen, 1 Stück Ei, hart gekocht, 1 Stück Schinken, gekocht, 50 g Schmelzkäse, 20 % F i.Tr., 30 g, 1 Ecke Joghurt, Magerstufe, 150 g Apfel, 1–2 Stück, 150 g Banane, 1 Stück Kekse, 5 Stück Fruchtsaft, Tee oder Mineralwasser
Abendessen	Gefüllte Paprikaschote Rezept 51 Kartoffelbrei Rezept 39 Endiviensalat Rezept 88
	E 80 g F 60 g KH 260 g kcal 1950 kJ 8160
Auswahlessen für Abend	Grießbrei Rezept 63, mit Kompott Rezept 69 oder Schaumomelette mit Champignon Rezept 60

5. Tag für purinarme Kost (Harnsäure 295 mg)

1. Frühstück	wie am 2. Tag
2. Frühstück	Mandarinen, 2 Stück, 100 g
Mittagessen	Zucchini-Bananen-Rohkost Rezept 94 Fischgulasch Rezept 30 Salzkartoffeln Rezept 37 Kopfsalat Rezept 88 Milchreis „Schokiba" Rezept 78
Vesper	Butterkekse, 5 Stück Rezept 87 Apfel, mittelgroß, 150 g
Abendessen	Brötchen oder Brezel, 1 Stück Knäckebrot, 1 Scheibe, 10 g kaltes Brathuhn oder kalter Braten, 50 g Gurke, frisch oder eingelegt, 100 g Radieschen oder Rettich, 50 g
	E 70 g F 50 g KH 295 g kcal 1960 kJ 8200
Auswahlessen für Mittag	Forelle blau mit 10 g Butter Rezept 29

6. Tag für purinarme Kost (Harnsäure 210 mg)

1. Frühstück	wie am 2. Tag
2. Frühstück	Joghurt, Magerstufe, 150 g
Mittagessen	Kartoffelsuppe „bayerisch" Rezept 5 Marillenknödel Rezept 64 Kompott, frisch oder aus der Dose, 150 g
Vesper	Birne, 1 Stück, 150 g
Abendessen	Brot, 50 g Butter oder Margarine, 10 g Roastbeef, kalt, 100 g oder gekochtes, mageres Rindfleisch, 100 g Ei, hart oder weich gekocht, 1 Stück Tomate, 100 g Gurke, frisch oder eingelegt, 100 g
	E 65 g F 55 g KH 305 g kcal 2030 kJ 8500
Auswahlessen für Mittag	Kuchenmichel Rezept 59 mit Kompott Rezept 69

7. Tag für purinarme Kost
Beispiel für einen Festtag (Harnsäure 310 mg)

---

1. Frühstück	wie am 2. Tag
2. Frühstück	Orange, 1 Stück, 100 g geschält
Mittagessen	Frühlingssuppe Rezept 3 Kalbsvögerl Rezept 22 Kartoffeln in Folie Rezept 38 Selleriesalat Rezept 95 feine Fruchtcreme Rezept 74
Vesper	Kaffee oder Tee mit Zucker und Kondensmilch Baisertörtchen Rezept 76
Abendessen	kalter Kalbsbraten, 50 g gefüllte Tomate halbes Rezept 104 Toastbrot, 50 g
	E 85 g F 60 g KH 275 g kcal 2035 kJ 8520
Auswahlessen für Mittag	Putensteak Rezept 27 mit Grilltomate, grüne Bohnen, Reis Rezept 34

Die Rezepte sind nach folgenden Gruppen geordnet:

1 Avocado-Suppe (Harnsäure 5 mg)

30 g Zwiebeln
10 g Mehl
1/4 l Wasser
1 Pr Salz
1 Pr Pfeffer
1/2 Avocado
30 g saure Sahne
1 KL Petersilie

Zwiebeln sehr fein schneiden. Mehl und Wasser verrühren und zusammen mit der fein geschnittenen Zwiebel 10 Minuten kochen lassen. Pikant würzen. Avocadofleisch mit einem Löffel aus der Schale schaben, pürieren, mit saurer Sahne mischen und zur Suppe geben.
Mit gehackter Petersilie bestreuen.

E 3,5 g F 15,4 g KH 12,9 g kcal 210 kJ 880

***Tip:** Die Suppe schmeckt heiß oder gekühlt gleich gut.

2 Blumenkohlsuppe „Dubarry“ (Harnsäure 15 mg) *(Foto)*

50 g Blumenkohl
50 g Kartoffeln
1/4 l Wasser
1 Pr Salz
1 Pr Muskat
50 ml Kondensmilch oder
50 g saure Sahne

Blumenkohl waschen und in kleine Röschen teilen. Kartoffeln schälen und in kleine Stücke schneiden. Zusammen in Wasser weichkochen. Durch ein Sieb streichen, würzen und mit Kondensmilch oder saurer Sahne verfeinern.

E 6,5 g F 5 g KH 23 g kcal 165 kJ 690

***Tip:** Frischer Blumenkohl ist weiß und fühlt sich hart an.

3 Frühlingssuppe (Harnsäure 25 mg) *(Foto)*

30 g Karotten
30 g Sellerie
30 g Lauch
30 g Blumenkohl
1/4 l Wasser
1 Pr Salz
1 Pr Muskat
1 KL Petersilie
5 g Butter oder Margarine

Gemüse waschen, putzen oder schälen, in sehr feine Streifen schneiden und in Wasser gar kochen.
Suppe würzen, mit frisch geschnittener Petersilie und Butter verfeinern.

E 1,5 g F 4 g KH 6 g kcal 75 kJ 310

***Tip:** Statt Frischgemüse tiefgefrorenes Suppengemüse verwenden. Das spart Zeit und Arbeit.

4

Geröstete Grießsuppe (Harnsäure 11 mg)

20 g Grieß
10 g Butter oder Margarine
1 Pr Salz
$^{3}/_{8}$ l Wasser
1 KL Petersilie

Grieß in heißem Fett goldbraun rösten, mit Wasser aufgießen, salzen und 10 Minuten kochen lassen. Mit fein gehackter Petersilie bestreuen.

E 2,1 g F 8,4 g KH 15,1 g kcal 150 kJ 630

5

Kartoffelsuppe „bayerisch" (Harnsäure 25 mg)

50 g Kartoffeln
30 g Karotten
20 g Sellerie
$^{3}/_{8}$ l Wasser
1 Pr Salz
1 Pr Muskat
10 g Räucherspeck
20 g Zwiebel

Kartoffeln, Karotten und Sellerie putzen und in kleine Würfel schneiden. Zusammen mit Wasser, Salz und Muskat sehr weich kochen. Durch ein Sieb streichen. Speck und Zwiebel in kleine Würfel schneiden, Speck in der Pfanne glasig dünsten und Zwiebel darin goldgelb rösten und auf die fertige Suppe geben.

E 2,3 g F 8,9 g KH 15,5 g kcal 155 kJ 650

***Tip:** Statt in Speck geröstete Zwiebel kann man frische Zwiebelwürfel mitkochen und vor dem Servieren 30 g saure Sahne zur Suppe geben.
Der Harnsäuregehalt beträgt ohne Speck 16,4 mg.

6

Rote Bete-Suppe, russische Art (Harnsäure 12 mg) *(Foto)*

50 g rote Bete
$^{1}/_{4}$ l Wasser
90 g Kartoffeln
30 g saure Sahne
1 Pr Salz
1 KL Zitronensaft

Gekochte, rote Bete in kleine Würfel schneiden und mit rohen Kartoffelscheiben zusammen kochen, bis diese zerfallen sind. Suppe würzen und frische saure Sahne bei Tisch zur Suppe gießen.

E 3,7 g F 3 g KH 22,2 g kcal 135 kJ 565

***Tip:** Statt Kartoffelscheiben zu kochen, kann man 2 EL Püreepulver in die Suppe geben, um sie sämig zu machen.

Süße Suppen

7 **Buttermilchkaltschale** (Harnsäure 0 mg)

$^1/_4$ l Buttermilch
100 g Früchte
30 g Zucker
1 KL Vanillezucker

Früchte verlesen, waschen, zerkleinern, evtl. durch ein Sieb streichen.
Mit Buttermilch, Zucker und Vanillezucker gut verquirlen.

E 11 g F 1,5 g KH 66 g kcal 330 kJ 1380

***Tip:** Alles im Starmix mixen.
Als Früchte eignen sich besonders gut: Bananen, Erdbeeren, Heidelbeeren, Orangen, Aprikosen, Kirschen.

8 **Obstkaltschale** (Harnsäure 0 mg)

100 g Obst
30 g Zucker
$^1/_4$ l Wasser
5 g Mondamin
1 Msp Zimt
1 Msp Zitronenschale

Obst waschen, zerkleinern, Beeren verlesen.
Mit Wasser, Zucker, Zitronenschale und Zimt gar kochen.
Mondamin mit 1 EL Wasser verrühren und zufügen.
Gut gekühlt servieren.

E 1,0 g F 0 KH 42,3 g kcal 180 kJ 750

***Tip:** Hierzu eignen sich besonders gut: Äpfel, Pfirsiche, Aprikosen, Kirschen, Heidelbeeren, Erdbeeren und Melonen.

Soßen

9 **Béchamelsoße** (Harnsäure 2 mg)

10 g Butter oder Margarine
10 g Mehl
3 EL Wasser
$^1/_8$ l Milch
1 Pr Salz
1 Pr Muskat
1 Pr Pfeffer
Zitronenschale

Aus Butter und Mehl eine helle Einbrenne herstellen, Wasser und Milch zufügen, würzen und aufkochen lassen.

E 5,1 g F 12,7 g KH 13,4 g kcal 195 kJ 815

Béchamel bedeutet:
Die Art der Zubereitung mit Milch oder Sahne, wird nach dem französischen Marquis L. de Béchamel benannt.

10 **China-Soße** (Harnsäure 0 mg)

100 ml Orangensaft
Schale von 1/8 Orange
30 ml Sherry
1 KL Zucker
1 Pr Salz
10 g kandierter Ingwer
5 g Mondamin
50 g Banane
50 g Madarinenfilet

Orangenschale und kandierten Ingwer in feine Streifen schneiden, zusammen mit Orangensaft, Gewürzen, Sherry und Mondamin erhitzen.
Bananenscheiben und Mandarinenfilets zufügen und Soße nicht mehr kochen lassen.

E 1,5 g F 0 KH 29,5 g kcal 125 kJ 530

11 **Cumberland-Soße** (Harnsäure 0 mg)

30 g rotes Johannisbeergelee
30 g Orangenmarmelade
1 KL Zitronensaft
20 ml Sherry
1 Pr Pfeffer
1 KL Senf

Alle Zutaten mischen, leicht erwärmen, bis eine schöne Soße daraus entsteht.

E 0,6 g F 0 KH 38,4 g kcal 175 kJ 730

***Tip:** Diese Soße kann auf Vorrat in größeren Mengen bereitet werden.

12 **Meerrettichsoße** (Harnsäure 4 mg)

30 g Meerrettich gerieben
30 g Apfelmus
100 ml Orangensaft
5 g Margarine
1 Pr Salz
1 Pr Zucker

Geriebenen Meerrettich (frisch oder aus dem Glas) in Margarine andünsten, Apfelmus zugeben, mit Orangensaft aufgießen, rasch erwärmen, nicht kochen lassen, würzen.

E 1,0 g F 4 g KH 12,6 g kcal 95 kJ 400

13 **Tomatensoße** (Harnsäure 3 mg)

10 g Margarine
10 g Zwiebeln
10 g Mehl
20 g Tomatenmark
20 g Sahne
1/8–1/4 l Wasser
1 Pr Salz
1 Pr Zucker
1 KL Zitronensaft

Fein geschnittene Zwiebel in Margarine andünsten, Mehl und Tomatenmark zugeben, aufgießen, 15 Minuten kochen lassen, würzen, zuletzt Sahne unterziehen.

E 2,4 g F 14,2 g KH 10,4 g kcal 185 kJ 775

***Tip:** Statt 10 g Margarine oder Butter nur 8 g Öl nehmen, um die Fettmenge zu erhöhen.

14 **Senfsoße** (Harnsäure 2 mg)

Herstellung und Rezept wie Tomatensoße, statt Tomatenmark 20 g Senf zugeben.

E 2,4 g F 14,2 g KH 10,4 g kcal 185 kJ 775

15 **Pikante Soße** (Harnsäure 7 mg)

30 g Zwiebeln
30 g Essiggurke
30 g eingelegte Paprikaschote
50 ml Wasser
20 g Tomatenmark
50 g saure Sahne
1 Pr Salz
1 Pr Zucker
1 Pr Pfeffer

Gemüsesorten in feine Streifen schneiden und mit der Wassermenge zum Kochen bringen. Die so vorbereitete Soße in ein Wasserbad stellen. Saure Sahne, Tomatenmark und Gewürze zugeben. Im Wasserbad erwärmen, mehrmals umrühren.

E 2,6 g F 5 g KH 7,6 g kcal 90 kJ 380

***Tip:** Statt frischer Zwiebeln süßsauer eingelegte Perlzwiebeln verwenden.

Fleischgerichte

Für alles Gebratene sollte man eine Teflonpfanne verwenden, weil man dabei mit sehr wenig Fett auskommen kann.
Immer frisches Fett nehmen und es nie zu heiß werden lassen!

16 **Fleischklößchen** (Harnsäure 140 mg)

100 g gemischtes Hackfleisch
1 Ei
1 Brötchen
20 g Zwiebeln
1 Pr Salz
1 Pr Pfeffer
1 Pr Majoran oder Thymian oder Rosmarin

Brötchen in kaltem Wasser einweichen und gut ausdrücken, Zwiebeln fein schneiden. Alle Zutaten zu einem Teig kneten und daraus 2 oder 4 Klößchen formen.
In Salzwasser 20 Minuten gar kochen oder grillen oder braten.

Das Gericht ist preiswert, aber fettreich!

E 29,7 g   F 31,5 g   KH 31 g   kcal 540   kJ 2260

***Tip:** Für die schlanke Linie!
Tatar statt Hackfleisch und statt des eingeweichten Brötchens 50 g Magerquark (als Bindemittel) an den Fleischteig geben.
Gekochte Fleischklößchen heißen auch: Klopse.
Gebratene haben mehrere Namen, z. B. Frikadellen, Bouletten, Fleischküchlein, Fleischpflanzerl.

17 **Steak oder Grillspieß** (Harnsäure 130 mg)

100 g Rinds- oder Kalbsfilet
5 g Öl
1 Pr Pfeffer
1 Pr Salz

Filet würzen und dünn mit Öl bestreichen. Von beiden Seiten grillen oder braten.
Zuletzt salzen!
Oder: Fleisch in Würfel schneiden, auf einen Spieß stecken und grillen.

E 19 g   F 9 g   KH 0   kcal 160   kJ 670

Steak – immer wieder anders

- vor dem Braten mit Senf bestreichen
- Steak mit einer halbierten Knoblauchzehe einreiben
- mit Thymian oder Salbei würzen
- mit gebratenen Früchten garnieren
- unter einer Soße (siehe Rezepte) verstecken.

Diese Geheimnisse kann man auch für Schnitzel verwenden.
Es muß nicht immer Filet sein! Auch Lendenschnitten lassen sich so zubereiten.

18 **Ungarisches Gulasch** (Harnsäure 125 mg)

100 g Rindfleisch
100 g Zwiebeln
10 g Öl
20 g Tomatenmark
1/8 l Wasser
1 Pr Salz
1 KL Rosenpaprika

Rindfleisch in 2 cm große Würfel, Zwiebeln in Ringe schneiden. Zusammen in heißem Fett anbraten, Gewürze und Salz zugeben und zugedeckt schmoren lassen. Wenn der Topfboden braunen Belag zeigt, mit Wasser aufgießen und schmoren lassen, bis das Fleisch weich ist.

E 17,4 g F 29 g KH 11,2 g kcal 390 kJ 1630

19 **Schnitzel „indische" Art** (Harnsäure 185 mg)

125 g Kalbsschnitzel
1 Pr Salz
1 KL Curry
10 g Öl
100 g Sellerie

Sellerie schälen und in sehr feine Streifen schneiden. Schnitzel klopfen, würzen und in heißem Öl von beiden Seiten braten. Im restlichen Pfannenfett Selleriestreifen kurz braten, mit Salz und Curry würzen.
Schnitzel mit den Selleriestreifen zusammen anrichten.

E 28 g F 12,5 g KH 7 g kcal 260 kJ 1090

20 **Gegrillter Schinken „Florida"** (Harnsäure 120 mg)

100 g gekochter Schinken
50 g Pfirsich
50 g Ananas
50 g Kirschen
10 g Mandelblätter

Von einer 1–2 cm dicken Scheibe Kochschinken 100 g abschneiden. (Fettrand vorher entfernen!) Schinkenscheibe zusammen mit den Früchten grillen oder in der Teflonpfanne braten.
Mit Mandelblättern bestreuen.

E 22,8 g F 26,4 g KH 25,2 g kcal 440 kJ 1840

***Tip:** Statt gekochtem Schinken eignet sich auch ein mageres, gekochtes Kasseler Rippchen. Zu beachten ist, daß die Fleischmenge eingehalten wird!

Kaltes Roastbeef (kalter Braten), Meerrettich, gefüllte Tomaten, Rezept 104, Kräuterquark, Rezept 103, Käsestangen, Rezept 86

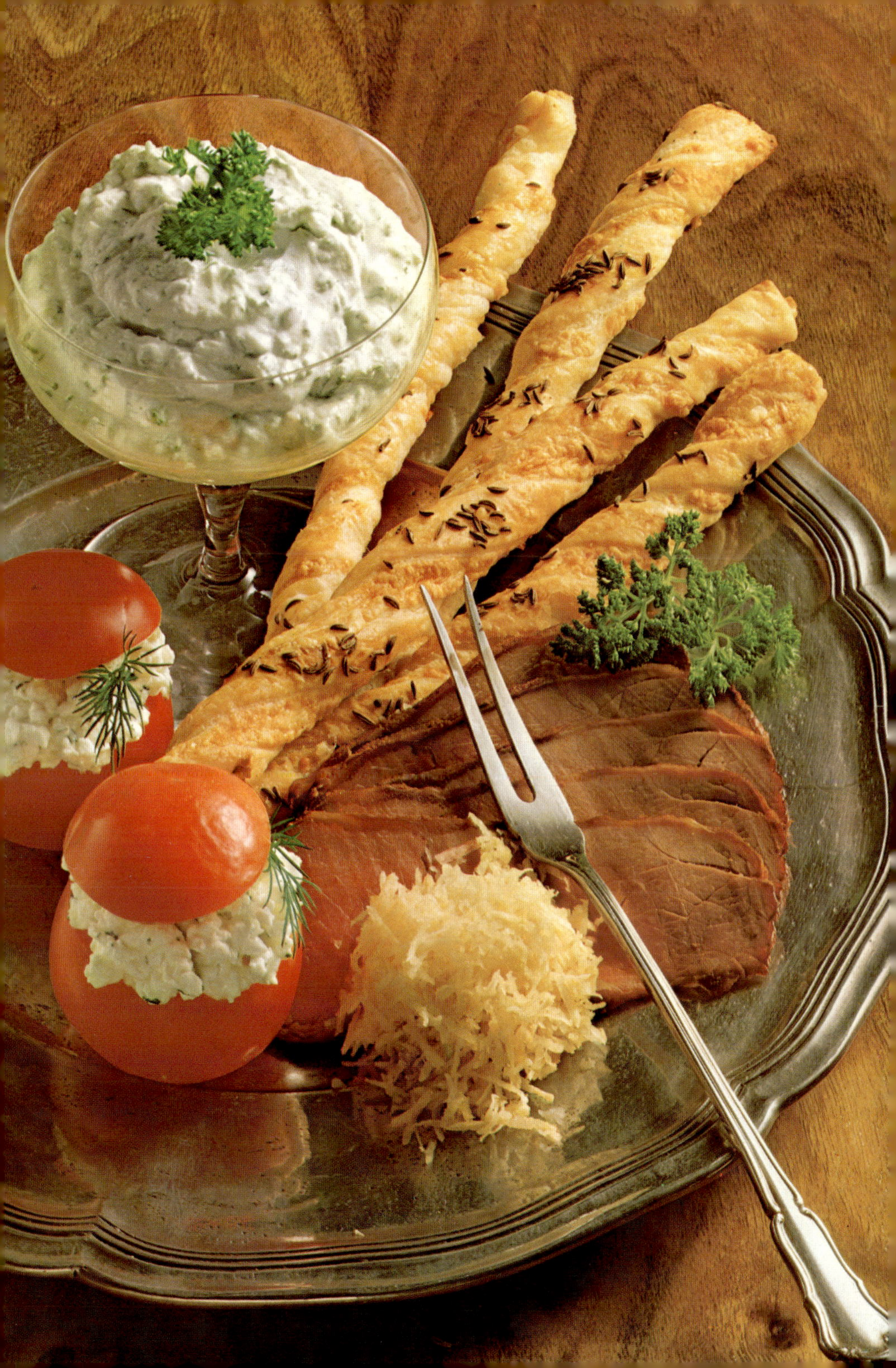

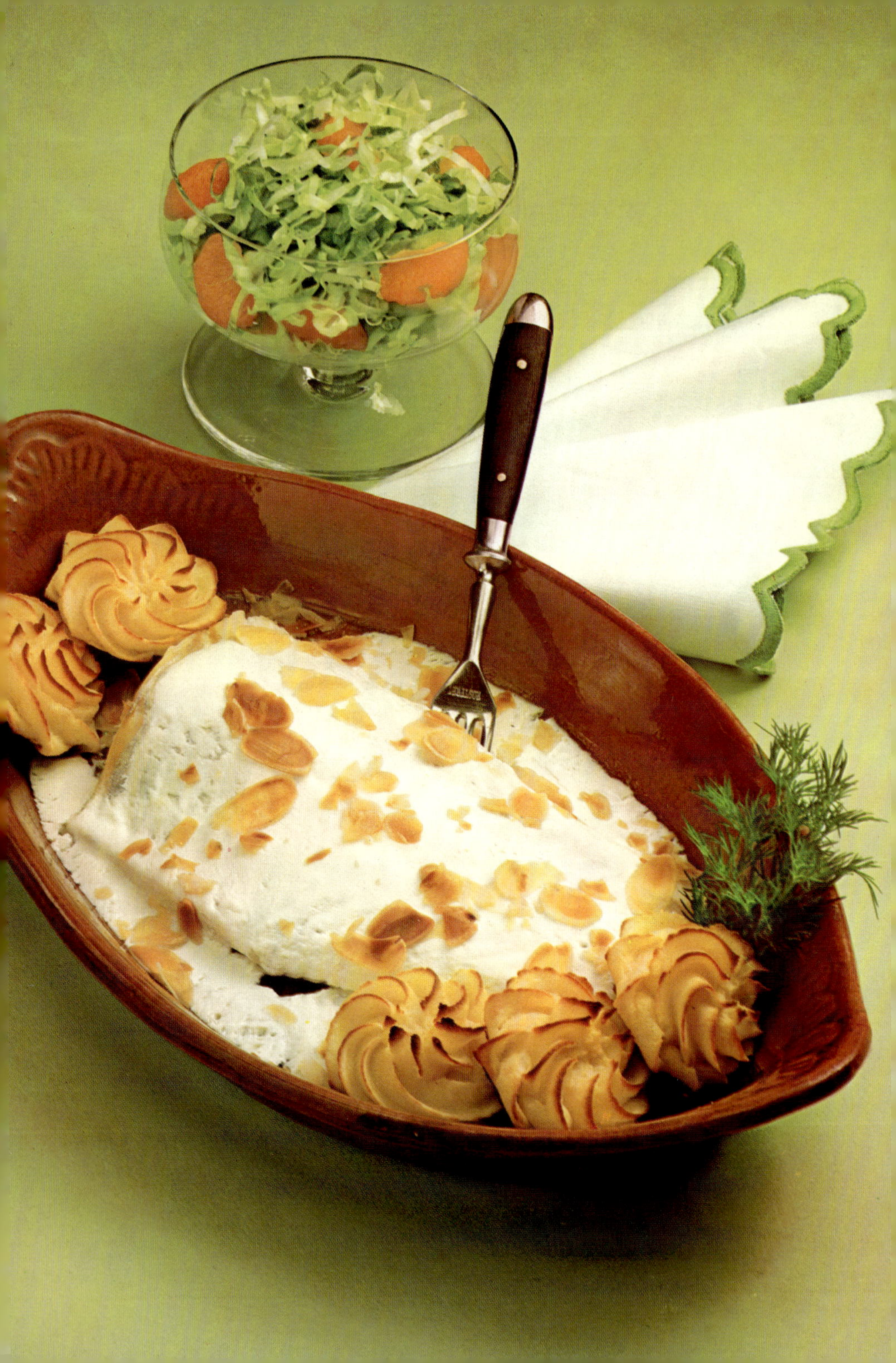

21	**Schinken „karibisch“** (Harnsäure 120 mg)
100 g milden, rohen Kochschinken *3 Gewürznelken* *100 g Ananas-scheiben (Dose)*	Schinken mit Nelken bestecken, Ananasscheibe darauflegen, in ein Stück Alufolie einwickeln und 10 Minuten bei 250 Grad im Ofen schmoren lassen, oder Schinken und Ananas zusammen grillen. E 21 g F 21 g KH 13 g kcal 335 kJ 1400

22	**Kalbsvögerl** (Harnsäure 140 mg)
100 g Kalbsschnitzel *20 g roher Schinken* *1 Ei hart gekocht* *1/4 l Wasser* *1 Pr Salz* *1 Pr Paprika oder Pfeffer* *5 g Mehl* *1 KL Zitronensaft*	Kalbsschnitzel, sehr dünn geschnitten, mit einer Scheibe rohen Schinken belegen. In die Mitte das geschälte hartgekochte Ei einrollen und das Fleisch mit einem Bindfaden zusammenhalten. Würzen und mit Wasser dünsten oder im Römertopf garen. An die Soße Mehl und Zitronensaft geben. E 31,6 g F 14,6 g KH 4,5 g kcal 285 kJ 1190 ***Tip:** Vor dem Servieren Bindfaden entfernen, das Kalbsvögerl in der Mitte auseinanderschneiden und mit der Schnittfläche nach oben anrichten!

23	**Kümmelfleisch** (Harnsäure 125 mg)
100 g Kalbsschulter *1/2 KL Kümmel* *1 Pr Salz* *1/4 l Wasser* *5 g Butter oder Margarine*	Kalbfleisch in kleine Würfel schneiden, mit Kümmel und Salz in Wasser weichkochen, bis die Flüssigkeit fast eingekocht ist. Butter oder Margarine zufügen, nach Bedarf mehr Flüssigkeit zugießen. E 21 g F 9 g KH 0 kcal 170 kJ 710

Fischfilet „Schlemmer Art“, Rezept 32, Herzogin-Kartoffeln, Rezept 40, Endiviensalat mit Mandarinen, Rezept 89

24 **Zwiebelfleisch** (Harnsäure 130 mg)

120 g Ochsenfleisch
100 g Zwiebeln
10 g Öl
1/4 l Wasser
1 Pr Salz
1 Pr Pfeffer

Ochsenfleisch in sehr feine Streifen, Zwiebeln in Ringe schneiden. Zwiebeln in heißem Öl andünsten, Fleisch zugeben, begießen und zusammen schmoren lassen, bis das Fleisch weich ist.

E 22 g F 23 g KH 10 g kcal 345 kJ 1440

Geflügelgerichte

25 **Ente „Orange“** (Harnsäure 190 mg)

empfohlen als Resteverwertung und um fette Soßen zu vermeiden.

1/4 gebratene Ente
= 125 g Entenfleisch
100 g Orange
Schale von 1/4 Orange

Orange schälen und in Scheiben schneiden, gebratene Ente damit bedecken und auf einen Bogen Alufolie legen.
Von der Orangenschale das Weiße entfernen, diese in sehr dünne Streifen schneiden und zur vorbereiteten Ente geben; Folie schließen. Im heißen Ofen zusammen erwärmen, wobei der Orangensaft auf das Fleisch tropfen kann und dies somit saftig wird.

E 28 g F 25 g KH 9 g kcal 385 kJ 1610

26 **Geflügelragout** (Harnsäure 190 mg)

100 g gekochtes Geflügelfleisch
5 g Butter oder Margarine
10 g Zwiebeln
10 g Mehl
1/4 l Wasser
20 g Sahne
50 g Champignons
1 Pr Salz
1 Pr Fondor
1 KL Zitronensaft

Zur Soße fein geschnittene Zwiebeln in Butter glasig dünsten, Mehl zufügen, mit Wasser aufgießen und 10 Minuten kochen lassen. Geflügelfleisch und Champignons zugeben, gut würzen und zuletzt frische Sahne zugeben.

E 28,2 g F 14,2 g KH 10,2 g kcal 290 kJ 1210

***Tip:** Statt Geflügelfleisch gekochtes Kalbfleisch zum Ragout verwenden. Süddeutsche Bezeichnung: eingemachtes Kalbfleisch.

Ragout wird auch Frikassee genannt.

27 Gegrilltes Putenschnitzel (Harnsäure 205 mg)

120 g Putenschnitzel aus magerer Putenbrust
5 g Öl
1 Pr Salz
1 Pr Curry

Putenschnitzel mit Öl bestreichen und von beiden Seiten grillen (oder braten).

E 22 g F 10 g KH 0 kcal 185 kJ 775

***Tip:** Zusammen mit China-Soße und Curry-Reis – ein nicht alltägliches Gericht!

28 Paprikahuhn (Harnsäure 165 mg)

2 Hühnerkeulen (tiefgefroren, 150 g Fleisch, 200 g mit Knochen)
10 g Mehl
1 KL Paprikapulver
1 Pr Salz
10 g Öl

Aufgetaute Hühnerkeulen salzen, in Paprika-Mehl-Mischung wenden und von beiden Seiten in heißem Öl anbraten. Zugedeckt schmoren lassen, bis das Fleisch weich ist.

E 38,7 g F 16,2 g KH 7,7 g kcal 340 kJ 1420

Fischgerichte

29 Forelle blau (Harnsäure 170 mg)

1 Forelle (ca. 150 g brutto)
1 l Wasser
1 Zitronenscheibe
1 KL Salz
1 Lorbeerblatt
2 Gewürzkörner
1 EL Essig

Wasser mit den Würzzutaten $^{1}/_{2}$ Stunde kochen lassen. Geputzte ausgenommene Forelle einlegen und 20 Minuten im Sud ziehen lassen, nicht stark kochen!
Mit Petersiliensträußchen und Zitronenspalten garnieren.

E 19 g F 2 g KH 0 kcal 100 kJ 420

S, S, S! Fisch säubern, säuern, salzen.
Tiefgefrorener Fisch ist bereits gesäubert,
säuern und salzen darf man ihn selbst.

30 **Fischgulasch** (Harnsäure 155 mg)

Zuerst Tomatensoße herstellen (Rezept Nr. 13).

100 g Kabeljaufilet
1 KL Zitronensaft
1 Pr Salz

Kabeljau frisch oder tiefgefroren in 2 cm große Würfel schneiden, mit Zitronensaft beträufeln, 15 Minuten in der heißen Soße ziehen lassen!

E 19,4 g F 14,2 g KH 10,4 g kcal 255 kJ 1065

***Tip:** Fischgulasch vorsichtig umrühren, damit die Fischstückchen nicht zerfallen.

31 **Fischstäbchen mit Remouladensoße** (Harnsäure 170 mg)

150 g = 5 tiefgefrorene Fischstäbchen
10 g Öl
5 g Kapern
1 hartgekochtes Ei
10 g Essiggurke

Fischstäbchen antauen und in heißem Öl braten.

2-Minuten-Mayonnaise Rezept 97:
2-Minuten-Mayonnaise mit den Zutaten, die sehr fein gehackt werden, vermischen.

E 34,2 g F 27 g KH 13,2 g kcal 445 kJ 1860

32 **Fischfilet „Schlemmer Art“** (Harnsäure 185 mg) *(Foto)*

150 g Heilbutt oder Seezunge tiefgefroren
1 EL Zitronensaft
1 Pr Salz
50 g saure Sahne
20 g Mandelblätter

Fischfilet halb auftauen, mit Zitronensaft beträufeln, salzen und würzen. In eine Auflaufform legen und im heißen Backofen bei ca. 200 Grad 20 Minuten garen.
Nach 10 Minuten saure Sahne und Mandelblätter auf das Fischfilet geben.

E 30,6 g F 15,8 g KH 5,4 g kcal 295 kJ 1235

33 **Krabbenreis gratiniert** (= überbacken) (Harnsäure 50 mg)

80 g Reis
5 g Öl
30 g Krabben
30 g saure Sahne
30 g süße Sahne
1 Ei
1 KL Petersilie
1 Pr Salz
1 Pr Pfeffer
1 KL Zitronensaft
30 g Reibkäse

Reis weich kochen, mit Öl vermischt in eine Auflaufform verteilen, so daß der Boden und der Formrand mit Reis bedeckt sind.
Aus süßer Sahne und saurer Sahne, Ei, Salz, Petersilie, Pfeffer und Reibkäse eine Soße bereiten, Krabben zugeben und in die Form auf den vorbereiteten Reis geben.
15 Minuten bei 200 Grad backen.

E 27,6 g F 33,3 g KH 66 g kcal 695 kJ 2900

Beilagen: Reis und Nudeln

Reis ist das älteste Getreide der Welt!
Bekannt war Reis schon 3000 Jahre vor Christus in China. Man verwendete damals bereits mehrere Sorten.
Wer einmal nach Kalkutta kommt, kann dort in einem Reismuseum 2000 verschiedene Sorten bestaunen.

Reis ist harnsäurefrei!

Langkornreis kocht sich trocken, körnig und schneeweiß.

Rundkornreis bekannt als Milchreis, gibt sehr viel Stärke beim Kochen ab, wird sehr weich und eignet sich daher besonders gut zu Süßspeisen.

34	**Reis als Beilage** (Harnsäure 0) *(Titel-Foto)*

80 g Reis roh
5 g Öl
1 Pr Salz
200 ml Wasser
1/2 Zwiebel
1 Gewürznelke

Reis in Öl andünsten, heißes Wasser zugießen. Zwiebel mit Nelke besteckt dazugeben. Zugedeckt im Backofen oder auf dem Herd bei schwacher Hitze garen, bis die Flüssigkeit eingesogen ist.
Zwiebel entfernen.

E 5,6 g F 6,8 g KH 63 g kcal 345 kJ 1440

oder eine bekömmlichere Art:
Reis in 1/2 l kochendem Salzwasser weichkochen, mit kaltem Wasser übergießen und mit Butter, Öl oder Margarine erwärmen.
oder Kochbeutelreis nach Vorschrift zubereiten.

***Tip:**
- Reis einmal mit Curry würzen
- oder mit Paprikapulver
- oder frische Kräuter zugeben.

35	**Gemüsereis – Risotto – Risi-Pisi** (Harnsäure 35 mg)

60 g Reis
150 g Mischgemüse
10 g Zwiebeln
5 g Öl
150 ml Wasser
1 Pr Salz

Reis mit fein geschnittenen Zwiebeln in Öl andünsten, Wasser zugeben, würzen, 20 Minuten quellen lassen, bis er gar ist.
Mischgemüse zugeben und Reis damit gut vermengen.

E 5,8 g F 5,6 g KH 58,4 g kcal 315 kJ 1315

***Tip:** Wird frisches Gemüse verwendet, so kann man dieses mit andünsten und so gleichzeitig mit dem Reis garen.

Wenn man Reibkäse unter Gemüsereis zieht, bindet er besser und schmeckt zugleich aparter.

36	**Nudeln als Beilage** (Harnsäure 30 mg)

80 g Nudeln
10 g Butter oder
Margarine oder
8 g Öl
1 Pr Salz

Nudeln in 1/2 l Salzwasser weichkochen, abseihen, mit kaltem Wasser übergießen, in Butter, Margarine oder Öl schwenken und erwärmen.

E 10,4 g F 10,4 g KH 57,4 g kcal 375 kJ 1570

37 **Kartoffelbeilagen**

1. aus 150 g Kartoffeln – Harnsäure 7,5 mg
2. aus 200 g Kartoffeln – Harnsäure 10 mg

1.	E 3 g	F 0	KH 29 g	kcal 130	kJ 545
2.	E 4 g	F 0	KH 38 g	kcal 170	kJ 720

Salzkartoffeln
Pellkartoffeln
Kartoffelschnee

*Tip: Salzkartoffeln schmecken besonders gut, wenn man eine Zehe Knoblauch mitkocht.

38 **Kartoffeln in Folie gegart**

Kartoffeln sehr gut waschen und einzeln in Alufolie wickeln. Im heißen Backofen (ca. 200 Grad) 3/4–1 Stunde backen.
Vor dem Servieren Folie oben etwas öffnen.

Folienkartoffeln mit Quark füllen und mit Schnittlauch bestreuen.

*Tip: Wichtig ist, daß die Kartoffeln gleich groß sind, damit sie gleichzeitig gar werden. Garprobe mit einem Zahnstocher machen.

39 **Kartoffelbrei** (Harnsäure 7,5 mg)

150 g Kartoffeln
60 ml Milch
5 g Butter
1 Pr Salz

Gekochte Kartoffeln heiß passieren, mit heißer Milch, Salz und Butter verrühren.

E 4,8 g F 6,1 g KH 32 g kcal 210 kJ 875

*Tip: Ebenso kann Kartoffelbrei aus fertigen Püreeflöckchen zubereitet werden.

40	**Herzogin Kartoffeln** (Harnsäure 8,5 mg) *(Foto)*
1 Portion Kartoffelbrei *1 Eigelb* *5 g Öl zum Fetten einer Form oder eines Stückchen Pergamentpapiers*	Kartoffelbrei mit 1/2 Eigelb vermischen, auf gefettete Fläche mit einem Spritzgerät 2 Häufchen spritzen, mit Eigelb bestreichen, im Ofen bei guter Hitze (ca. 200 Grad) 10 Minuten backen. E 11,8 g F 12,1 g KH 32 g kcal 290 kJ 1210

41	**Basler Karottenmus** (Harnsäure 45 mg)
150 g Karotten *150 g Kartoffeln* *1/4 l Wasser* *1 Pr Salz* *100 ml Milch* *10 g Butter*	Karotten und Kartoffeln schälen, in Würfel schneiden und zusammen in Wasser sehr weich kochen. Abseihen, durch ein Sieb streichen, mit heißer Milch, Salz und Butter gut verrühren. E 7,5 g F 11,7 KH 45,5 kcal 325 kJ 1360 ***Tip:** Diese Beilage kostet wenig Geld, Zeit und Arbeit.

Gemüsebeilagen

Gemüse – frisch – tiefgefroren – oder aus Dosen sollte möglichst erst nach dem Kochen mit wenig Butter, Margarine oder Öl verfeinert werden.
Gewürze und Kräuter (Muskat, Kümmel, Knoblauchpulver, Bohnenkraut, Thymian, Petersilie) verbessern den Geschmack und helfen, Salz sparsam zu verwenden.
Statt Gemüse zu kochen oder zu dünsten
– einmal grillen – oder in Folie verpackt, garen.
Zu den purinärmsten Gemüsen gehören: Zucchini, Schwarzwurzeln, Kohlrabi, Gurken, Tomaten, Karotten und Sellerie.

Ein paar nicht alltägliche Gemüserezepte:

42 Kohlrabi-Möhrengemüse (Harnsäure 40 mg)

100 g Kohlrabi
100 g Möhren
20 g Zwiebeln
1/4 l Wasser
1 Pr Salz
1 Pr Zucker
1 Pr Muskat
5 g Öl
1 KL Petersilie

Kohlrabi und Möhren putzen und in Stifte schneiden. Zusammen mit Zwiebelringen in Wasser weich dünsten. Wenn das Gemüse gar ist, sollte die Flüssigkeit eingesogen sein.
Gemüse würzen, in Öl schwenken und mit gehackter Petersilie bestreuen.

E 3,2 g F 5 g KH 11 g kcal 105 kJ 440

43 Auberginen-Gurken-Gemüse (Harnsäure 30 mg)

100 g Auberginen
100 g Gurken
10 g Speck
20 g Zwiebeln
20 g Tomatenmark
1 Pr Salz
1 Pr Thymian
1 Pr Pfeffer

Auberginen und Gurken in 2 cm große Würfel schneiden, klein geschnittene Speckwürfel mit fein gehackten Zwiebeln anschmoren, Gemüse zugeben, würzen, Tomatenmark zugeben, 10 Minuten gar schmoren lassen.

E 1 g F 8,9 g KH 9,8 g kcal 130 kJ 540

***Tip:** Statt Gurkenwürfel Zucchiniwürfel!

44 Gebratene Zucchinischeiben (Harnsäure 0 mg)

200 g Zucchini
10 g Öl
1 Pr Salz
1 Pr Thymian
oder Pfeffer

Zucchini waschen und in 2 cm dicke Scheiben schneiden, würzen, in heißem Öl von beiden Seiten braten.

E 2 g F 10 g KH 2 g kcal 110 kJ 460

45 Gedünsteter Kopfsalat (Harnsäure 25 mg)

250 g Kopfsalat
1/4 l Wasser
10 g Zwiebeln
1 Pr Salz
1 Pr Pfeffer
5 g Mehl
25 g saure Sahne
oder
25 ml Kondensmilch

Kopfsalat zerteilen und gründlich waschen. Zusammen mit fein geschnittenen Zwiebeln in 1/4 l Wasser ca. 10 Minuten weich dünsten. Würzen und mit Mehl stauben. Zuletzt saure Sahne oder Kondensmilch zugeben.

E 4,1 g F 5 g KH 8,9 g kcal 100 kJ 420

***Tip:** Statt Kopfsalat Chinakohlsalat dünsten. Dazu die gewaschenen Blätter in 3 cm lange Stücke schneiden. Gewürzt mit Thymian oder Bohnenkraut bringt es Abwechslung!

46 Zwiebelgemüse (Harnsäure 15 mg)

125 g kleine Zwiebeln
125 g Äpfel
1/8 l Wasser
20 g Tomatenketchup
1 Pr Salz
1 Pr Thymian
1 Pr Paprika
5 g Öl

Äpfel und Zwiebeln schälen, vierteln oder achteln. In gefettete Auflaufform legen, würzen, Wasser zugeben und gar schmoren (oder unter dem Grill oder im heißen Backofen braten lassen). Wenn das Gemüse halb gar ist, Tomatenketchup zufügen.

E 2,1 g F 5 g KH 28 g kcal 170 kJ 715

***Tip:** Wer beim Zwiebelschälen nicht weinen will, kann sie vorher 5 Minuten in lauwarmes Wasser legen.

47 Ananas-Kraut (Harnsäure 20 mg)

150 g Sauerkraut
5 g Öl
1 Gewürznelke
1 Pfefferkorn
1/4 l Wasser
50 g Ananas

Sauerkraut mit Öl, Nelke und Pfefferkorn 30 Minuten lang kochen lassen.
Ananasscheibe in Stückchen schneiden und 10 Minuten mitkochen lassen.

E 3,5 g F 5 g KH 12,5 g kcal 110 kJ 460

48	**Sauerkraut „bayerisch“** (Harnsäure 20 mg)
150 g Sauerkraut *20 g Zwiebeln* *1 Pfefferkorn* *2 Wacholderbeeren* *1/4 Lorbeerblatt* *1 Pr Kümmel* *1/4 l Wasser* *50 g Kartoffeln*	Sauerkraut mit Zwiebeln und den Gewürzen im Wasser weichkochen. Wenn es halb gar ist, Kartoffel schälen und roh in das Kraut hineinreiben. Geriebene Kartoffel ca. 15 Minuten mitkochen lassen. E 2,4 g F 0 KH 17,5 g kcal 90 kJ 370 ***Tip:** Für die eilige Hausfrau: Statt roh geriebener Kartoffel 1 EL Kartoffelpüreepulver an das Kraut geben, um es sämig zu machen.

49	**Gemüse-Allerlei** (Harnsäure 50 mg) *(Titel-Foto)*
200 g Mischgemüse tiefgefroren *100 ml Wasser* *5 g Öl* *1 Pr Salz*	Tiefgefrorenes Mischgemüse in kochendes Salzwasser geben, 10 Minuten garen lassen, abgießen, in Öl schwenken, evtl. salzen. E 3 g F 5 g KH 10 g kcal 100 kJ 420

50	**Schwarzwurzelgemüse** (Harnsäure 10 mg)
150 g Schwarzwurzeln *1/4 l Wasser* *10 g Mehl* *1 Pr Salz* *1 KL Zitronensaft* *1 Pr Muskat* *1 Pr Zucker* *5 g Butter* *oder* *25 g saure Sahne*	Schwarzwurzeln aus der Dose abseihen. (Frische, geschälte Schwarzwurzeln weich kochen.) Mehl und Wasser verrühren, 10 Minuten kochen lassen, pikant würzen und die Schwarzwurzeln in der Soße erhitzen. Zuletzt mit Butter oder saurer Sahne verfeinern. E 2,8 g F 4,1 g KH 29,1 g kcal 170 kJ 710

51 **Gefüllte Paprikaschote** (Harnsäure 80 mg)

50 g Hackfleisch
1 Ei
30 g Zwiebeln
60 g gekochter Reis
= 20 g roher Reis
1 Pr Salz
1 KL Rosenpaprika
100 g Paprikaschote
= 1 Stück
100 g Tomate
1/8–1/4 l Wasser

Aus Hackfleisch, Ei, feingeschnittenen Zwiebeln, gekochtem Reis und den Gewürzen einen Fleischteig bereiten.
Von der gewaschenen Paprikaschote Kappe abschneiden und das Futter entfernen. Fleischteig einfüllen, Kappe aufsetzen. Gefüllte Schote zusammen mit gewürfelter Tomate in etwas Wasser weichdünsten oder im Backofen garen.

E 20,2 g F 18,7 g KH 24,1 g kcal 355 kJ 1485

52 **Pichelsteiner** (Harnsäure 130 mg)

50 g Rindfleisch
50 g Karotten
50 g Lauch
50 g Sellerie
50 g grüne Bohnen
100 g Kartoffeln
1/2 l Wasser
1 Pr Salz
1 KL Petersilie

Rindfleisch in 2 cm große Würfel schneiden, in kochendes Salzwasser geben.
Gemüsesorten putzen, waschen, beliebig zerkleinern und lagenweise auf das Fleisch schichten, oberste Lage: Kartoffeln.
Wenn alle Sorten gar sind, evtl. nachwürzen und mit gehackter Petersilie bestreuen.

E 13,5 g F 9,5 g KH 31,5 g kcal 275 kJ 1150

***Tip:** Statt frischen Gemüsesorten eignet sich Tiefkühlgemüse sehr gut dazu. Es sollte erst zugegeben werden, wenn das Fleisch fast gar ist.

53 Serbisches Reisfleisch (Harnsäure 140 mg)

100 g Schweinefleisch
5 g Öl
50 g Zwiebeln
60 g Reis
100 g Tomate
1 Pr Salz
1 Pr Kümmel
1 Pr Pfeffer
1 Pr Paprika
1/4 l Wasser
20 g saure Sahne

Schweinefleisch in Würfel schneiden, mit feingehackten Zwiebeln in Öl andünsten, bis die Flüssigkeit eingebraten ist.
Reis, Gewürze und geschnittene Tomate zugeben, mit Wasser aufgießen und kochen, bis die Flüssigkeit vom Reis aufgesogen ist. Zuletzt frische saure Sahne zugeben.

E 21 g F 28,6 g KH 52,8 g kcal 560 kJ 2380

54 Spaghetti bolognese (Harnsäure 120 mg)

80 g Spaghetti
50 g Hackfleisch
20 g Zwiebeln
10 g Öl
1 Pr Thymian
1 Pr Salz
200 g Tomaten
20 g Parmesankäse

Spaghetti in Salzwasser weich kochen.
Zwiebeln fein schneiden und zusammen mit Hackfleisch in Öl anbraten, würzen, geschälte Tomaten vierteln, zugeben und zusammen schmoren lassen.
Soße über Spaghetti geben und mit Parmesankäse bestreuen.

E 27,8 g F 31,1 g KH 69,2 g kcal 690 kJ 2880

***Tip:** Tomaten lassen sich gut schälen, wenn man sie 3 Minuten in kochendes Wasser legt
Statt 200 g Tomaten 50 g Tomatenketchup und 100 g Wasser zur Soßenbereitung!
oder: geschälte Tomaten aus der Dose nehmen.

Weitere Würzmöglichkeit mit Oregano und Knoblauch!

55 Fenchel mit Käse überbacken (Harnsäure 50 mg)

200 g Fenchelknolle
1/4 l Salzwasser
30 g Mandelstifte
30 g Scheiblettenkäse (ca. 2 Scheiben)

Fenchelknolle putzen, halbieren und in Salzwasser weichkochen. Mit Mandelstiften spicken. Jede Hälfte mit einer Käsescheibe bedecken, in einer Auflaufform im heißen Ofen überbacken oder unter den Grill schieben.

E 18,4 g F 25,3 g KH 29 g kcal 430 kJ 1800

56 Grießschnitten (süß oder salzig) (Harnsäure 30 mg)

300 ml Milch
50 g Grieß
1 EL Petersilie
1 Pr Salz
1 Pr Muskat
1 Eigelb
10 g Öl zum Ausbacken

Milch erhitzen, Grieß einstreuen und 15 Minuten quellen lassen. Eigelb, feingehackte Petersilie, Salz und Muskat zugeben. Die Masse in Tassen erkalten lassen.
In 2 cm dicke Scheiben schneiden, in einer Pfanne mit heißem Öl goldbraun ausbacken.

E 20 g F 27 g KH 52,5 g kcal 550 kJ 2300

***Tip:** Die Grießschnitten ohne Petersilie zubereiten und als Süßspeise mit Kompott reichen.

57 Kartoffelsoufflé (Harnsäure 8,5 mg)

200 g Kartoffelbrei
1 Eigelb
1 Eischnee
1 Pr Salz
1 Pr Muskat
10 g Butter
20 g Reibkäse

Kartoffelbrei mit Eigelb, Salz, Muskat und der Hälfte des Reibkäses vermischen. Eischnee unterziehen.
Kleine Auflaufform gut fetten, Masse einfüllen, mit restlichem Reibkäse und Butterstückchen bedecken. Im Ofen bei 200 Grad 15 Minuten backen.

E 17 g F 22,2 g KH 32 g kcal 410 kJ 1715

58	**Käseschnitzel** (Harnsäure 4 mg)
100 g Emmentaler *1 EL Wasser* *30 g Paniermehl* *10 g Öl*	Emmentaler mit Wasser anfeuchten, in Paniermehl wenden, von beiden Seiten in einer Pfanne mit heißem Öl goldgelb braten. E 30,9 g F 31,3 g KH 23,6 g kcal 515 kJ 2150

59	**Kuchenmichel** (Harnsäure 15 mg)
60 g Mehl *2 Eier* *1/4 l Milch* *10 g Butter* *1 Pr Salz* *100 ml Wasser*	Mehl und Milch mit Salz verrühren, Wasser und Eier zugeben. Teig in eine hohe gefettete Auflaufform füllen, so daß diese nur 1/3 hoch gefüllt ist, da der Kuchenmichel beim Backen bei 200 Grad nach ca. 20 Minuten sehr hoch wird. Sofort servieren! E 28,8 g F 32 g KH 55 g kcal 640 kJ 2675 ***Tip:** Kuchenmichel kann zu Gemüse oder Fleisch gegessen werden. Ebensogut paßt er zu Kompott als süßes Hauptgericht.

60	**Schaumomelette mit Champignons** (Harnsäure 30 mg)
2 Eigelb *5 g Mehl* *1 Pr Salz* *1 Pr Muskat* *2 Eischnee* *10 g Butter* *oder* *Margarine* *100 g Champignons* *1 KL gehackte* *Petersilie*	Champignons aus der Dose, abseihen, in Blätter schneiden und mit wenig Fett und feingehackter Petersilie 5 Minuten dünsten. Eigelb mit Mehl, Salz und Muskat mischen, Eischnee unterziehen. Masse in heiße, gefettete Pfanne füllen und zugedeckt 5 Minuten backen. Vorbereitete Champignons auf die helle Oberseite verteilen, Omelette vom Rand her in die Hälfte umklappen und auf einen Teller gleiten lassen. E 16,7 g F 20 g KH 6,6 g kcal 280 kJ 1170

61 Schwarzwurzeln überbacken (Harnsäure 11 mg)

1 Portion Schwarzwurzelgemüse (Rezept Nr. 50)

1 Ei
30 g Reibkäse
5 g Butter
oder
Margarine

Schwarzwurzelgemüse mit Eigelb vermischen. Eischnee schlagen und unterheben. In eine gefettete Auflaufform füllen, mit Reibkäse bestreuen und im heißen Ofen (ca. 200 Grad) 15 Minuten überbacken.

E 18 g F 23,3 g KH 30 g kcal 415 kJ 1735

62 Verlorene Eier (Harnsäure 2 mg)

2 Eier
1/2 l Wasser
1 EL Essig
1 KL Salz

Ein aufgeschlagenes Ei ohne Schale mit Hilfe einer Tasse oder einem Schöpflöffel in das kochende Salz-Essig-Wasser gleiten lassen, das zweite Ei gleich anschließend zugeben. 3 Minuten kochen lassen und mit einem Seihlöffel herausheben.

E 14,9 g F 12 g KH 0 kcal 175 kJ 730

***Tip:** Dazu paßt Tomatensoße, Senfsoße, oder man legt das Ei auf Toast als kleines Abendessen.

Zum Thema: Brei

Breie sind praktisch harnsäurefrei, bzw. sehr harnsäurearm.
Sie können selbst gekocht oder aus dem Sortiment der Fertigbreie rasch hergestellt werden.
Dazu sind Fruchtsäfte, Kompotte oder frisches Obst jederzeit geeignet.

1 Portion Reisbrei	Harnsäure 0
1 Portion Mondaminbrei	Harnsäure 0
1 Portion Mehlbrei	Harnsäure 5,1 mg
1 Portion Grießbrei	Harnsäure 16,5 mg
1 Portion Haferbrei	Harnsäure 21,6 mg

---

63 **Brei – selbst gekocht** (Harnsäure siehe oben)

3/8 l Milch
30 g Reis oder
Grieß oder
Haferflocken oder
Mehl oder
Mondamin
1 Pr Salz
5 g Butter
1 Eischnee
10 g Zucker
1 Msp Zimt

Grieß, Reis oder Haferflocken in Milch weichkochen.
Mehl oder Mondamin mit etwas kalter Milch verrühren und zur kochenden Milch geben, einmal aufkochen lassen.
An den fertigen Brei Butter und Eischnee geben, mit Zimtzucker bestreuen.

E 15 g F 17 g KH 55 g kcal 445 kJ 1860

***Tip:** Aus selbst gekochtem Brei kann man einen Auflauf bereiten, indem man Eigelb und Eischnee zufügt, ihn in eine gefettete Auflaufform füllt, und im heißen Ofen bei ca. 200 Grad 15 Minuten bäckt. Der Harnsäuregehalt verändert sich nicht.

---

64 **Marillenknödel (= Aprikosenknödel)** (Harnsäure 5 mg)

1/2 Paket Knödelpulver =
110 g gekochte Klöße
4 Aprikosen
4 Stück Würfelzucker
10 g Butter
20 g Semmelbrösel
1/2 l Wasser
1 Pr Salz

Knödelteig laut Packungsaufschrift zubereiten. Aprikosen entsteinen und mit Würfelzucker füllen.
4 Knödel formen, in die Mitte je 1 Aprikose drücken. In kochendem Salzwasser 15 Minuten ziehen lassen.

Aus der Wiener Küche

E 11,8 g F 8,2 g KH 149 g kcal 735 kJ 3070

65 **Quarkklößchen in Aprikosensoße** (Harnsäure 8,5 mg)

125 g Magerquark
30 ml Milch
25 g Zucker
1 Ei
15 g Mehl
30 g Semmelbrösel
1/2 l Wasser
1 Pr Salz
250 g Aprikosenkompott
= 1/4 Dose

Alle Zutaten gut vermischen und den Teig 10 Minuten quellen lassen.
Wasser zum Kochen bringen, mit 2 Eßlöffeln geformte Klößchen einlegen, 10 Minuten ziehen lassen.
Aprikosenkompott passieren oder im Mixer zu Mus verarbeiten, nach Belieben erwärmen und mit den Klößchen zusammen servieren.

E 33 g F 7,6 g KH 117 kcal 685 kJ 2865

***Tip:** Diese Speise kann warm oder kalt gegessen werden! Die Klößchen sind gut zum Einfrieren geeignet, wenn man sie auf Vorrat zubereiten will.

66 **Reisauflauf „Südtirol"** (Harnsäure 5 mg)

80 g Milchreis
1/4 l Milch
Zitronenschale
1 Pr Salz
200 g Äpfel
30 g Rosinen
1 Ei
30 g Zucker
20 g Butter

Milchreis in heißer Milch mit Salz und Zitronenschale 30 Minuten quellen lassen, Zitronenschale entfernen.
Apfel schälen, fein schneiden und mit Rosinen mischen.
Eigelb mit Zucker schaumig rühren, den etwas abgekühlten Reis dazugeben, Eischnee schlagen und unterziehen.
Die erste Hälfte der Reismasse in eine gefettete Auflaufform geben, Äpfel und Rosinen darauf, mit Reismasse abdecken, Butterflöckchen darauf geben und im Ofen bei 200 Grad ca. 30 Minuten backen.

E 21 g F 34 g KH 139 g kcal 970 kJ 4060

67 **Reispudding, englische Art** (Harnsäure 0)

60 g Reis
1/2 l Milch
10 g Butter
20 g Zucker
Schale von
1/8 Zitrone

Reis roh in eine gefettete Auflaufform geben, Zucker, Zitronenschale und kalte Milch dazugeben.
Im Backofen bei schwacher Hitze (ca. 150 Grad) 2–3 Stunden garen.

E 19,4 g F 26 g KH 83 g kcal 660 kJ 2760

68	**Zwiebackauflauf** (Harnsäure 12 mg)
40 g = 4 Zwiebäcke *20 g Schokolade* *100 g Banane* *1/4 l Milch* *1 Ei* *20 g Zucker* *1 Pr Vanillin* *5 g Butter*	Aus Milch, Ei, Zucker und Vanillin eine Eiermilch bereiten. Zwieback darin wenden. In eine gefettete Auflaufform 2 Zwiebäcke legen, Schokoladestückchen und Bananenscheiben darauf verteilen, mit 2 Zwiebäcken abdecken, restliche Eiermilch darübergießen, ca. 15 Minuten im heißen Ofen bei 200 Grad backen. E 20,6 g F 29,8 g KH 82,5 g kcal 700 kJ 2930 ***Tip:** Wenn die Auflaufform eine ungünstige Größe hat, Zwiebäcke zerbröseln, in der Eiermilch quellen lassen und den „Teig" lagenweise mit Schokoladenstückchen und Bananenscheiben in die Form geben.

Süß-Speisen / Dessert

Kompott aus harnsäurefreien Obstsorten ist jederzeit eine willkommene, erfrischende Zwischenmahlzeit oder als Dessert geeignet.
Es kann aus frischem, tiefgefrorenem, oder getrocknetem Obst selbst hergestellt, oder aus Dosen oder Gläsern genommen werden.

69	**Apfel-, Birnen-, Aprikosen-, Ananas-, Kirsch-, Pfirsich- oder Pflaumenkompott** (Harnsäure 0)
100 g Obst *15 g Zucker* *100–200 ml Wasser* *1 KL Zitronensaft* *Zitronenschale* *oder* *1 Gewürznelke*	Obst von Schalen und Kernen befreien, mit Wasser und Zucker, und Gewürzen weichkochen, zuletzt Zitronensaft zugeben. E 0,3 g F 0 KH 27 g kcal 115 kJ 480

70	**Aprikosenmus, Aprikosensoße** (Harnsäure 0)
1 Dose Aprikosenkompott oder *1 Portion Aprikosenkompott*	durch ein Sieb streichen oder im Starmix zerkleinern. Nach Belieben mit Wasser oder Saft verdünnen. ***Tip:** Aprikosensoße paßt sehr gut zu Quark- oder Mehlspeisen.
71	**Apfelsalat** (Harnsäure 6 mg)
150 g roter Apfel *50 g Joghurt* *10 g Zucker* *1 KL Zitronensaft* *10 g gehackte, geröstete Nüsse*	Gewaschenen roten Apfel mit der Schale auf einem groben Reibeisen raffeln. Mit Zucker, Zitronensaft und Joghurt mischen und mit den gerösteten Nußstückchen bestreuen. E 2,4 g F 6,2 g KH 30,8 g kcal 195 kJ 815 ***Tip:** Der Apfel wird nicht braun, wenn er direkt in Joghurt hineingerieben und gleich mit Zitronensaft beträufelt wird.
72	**Bratapfel** (Harnsäure 4 mg)
200 g Apfel *10 g Zucker* *50 ml Wasser*	Apfel waschen, Blüte und Stengel entfernen. In den Stengeleinschnitt Zucker streuen. Im sehr heißen Backofen den Apfel in einer mit etwas Wasser gefüllten Auflaufform braten, bis er weich ist (ca. 20 Minuten bei 200 Grad). E 0,1 g F 0 KH 28,1 g kcal 115 kJ 480
73	**Quarkcreme mit Aprikosensoße** (Harnsäure 0)
100 g Quark *50 ml Milch* *10 g Zucker* *geriebene Schale von 1/4 Orange* *150 g Aprikosenkompott*	Quark mit Milch, Zucker und geriebener Orangenschale cremig rühren und in eine Dessertschale füllen. Aprikosenkompott durch ein Sieb streichen oder im Mixer zu Mus bereiten. Als obere Lage auf die Quarkcreme geben. E 18 g F 1,8 g KH 51 g kcal 300 kJ 1255

74	**Feine Fruchtcreme** (Harnsäure 1 mg)
1 Eigelb *30 g Zucker* *125 g passierte Früchte* *1 Blatt Gelatine* *1 Eiklar*	Gelatineblatt 5 Minuten in kaltem Wasser einweichen, Wasser abgießen und das nasse Blatt mit der Hälfte des Fruchtmarks erwärmen, bis es sich aufgelöst hat. Eigelb und Zucker schaumig rühren, Fruchtmark mit Gelatine und restliches kaltes Fruchtmark zugeben. Creme im Kühlschrank fest werden lassen, dann Eischnee schlagen und unterziehen. E 8,3 g F 6,0 g KH 46 g kcal 280 kJ 1170 ***Tip:** Besonders gut eignen sich Erdbeeren, Himbeeren, Ananas, ausgepreßte Orangen, frisch, tiefgefroren oder als passiertes Kompott.

75	**Bircher Muesli** (Harnsäure 25 mg)
150 g Apfel *30 g Haferflocken* *20 g Honig* *10 g Zitronensaft* *150 g Joghurt, Magerstufe*	Apfel waschen und mit der Schale fein reiben. Haferflocken, Honig, Zitronensaft und Joghurt sofort dazumischen, damit das Apfelfleisch hell bleibt. E 11,7 g F 2,1 g KH 63 g kcal 325 kJ 1360 ***Tip:** Statt Äpfel können andere frische Früchte der Jahreszeit genommen werden.

76	**Baisertörtchen** (Harnsäure 0,5 mg)
1 Baisertörtchen (= Meringe) *50 g Sahne* *100 g Kirschen*	Baisertörtchen mit steif geschlagener Sahne füllen und mit Kirschen verzieren. E 4 g F 15 g KH 74,5 g kcal 460 kJ 1920

77 **Gefüllte Banane** (Harnsäure 0)

1 Banane
50 g Sahne
1 KL Zitronensaft
10 g Zucker
6 kandierte Kirschen

Gewaschene Banane mit der Schale der Länge nach halbieren. Fruchtfleisch mit einem KL herausschaben und mit steif geschlagener Sahne, Zucker und Zitronensaft vermischen, Masse bergartig in die Schalen einfüllen und mit kandierten Kirschen garnieren.

E 2 g F 15 g KH 52,5 g kcal 365 kJ 1520

***Tip:** Statt kandierter Kirschen frische Kirschen oder statt Kirschen Haselnüsse aufsetzen.

78 **Milchreis „Schokiba"** (Harnsäure 0)

60 g Reis
$^{1}/_{4}$ l Milch
10 g Schokoladenpulver
1 Pr Salz
50 g Banane
30 g Kirschkonfitüre

Reis heiß waschen und in Milch mit Schokoladenpulver und einer Prise Salz weichkochen.
Vor dem Servieren Kirschkonfitüre und Bananenscheibchen unterrühren.

E 14,5 g F 11,8 g KH 83, 4 g kcal 510 kJ 2130

***Tip:** Dazu Kirschkompott. Geeignet als süßes, harnsäurefreies Hauptgericht bei doppelter Menge Reis und dreifacher Menge Milch.

E 33,7 g F 29,8 g KH 166 g kcal 1095 kJ 4580

79 **Salzburger Nockerl** (Harnsäure 3 mg)

2 Eiweiß
20 g Zucker
1 Eigelb
10 g Mehl
10 g Butter

Eiweiß sehr steif schlagen, Zucker einstreuen und nochmals zusammen schlagen.
Die Hälfte dieses Zucker-Eischnees mit Mehl und Eigelb gut vermischen. Den restlichen Eischnee unterziehen, so daß noch weiße Flecken sichtbar bleiben.
Masse in eine heiße, gefettete Auflaufform füllen und bei ca. 200 Grad 7 Minuten überbacken.

E 9,3 g F 14,4 g KH 27,2 g kcal 285 kJ 1190

80	**Reis Trauttmannsdorff** (Harnsäure 0 mg)
60 g Reis *1/4 l Milch* *Schale von* *1/8 Zitrone* *1 Pr Salz* *20 g Zucker* *50 g Sahne* *1 Blatt Gelatine* *150 g Obst oder* *Kompott*	Reis in heißer Milch mit Zitronenschale, Salz und Zucker quellen lassen, bis er gar ist. Zitronenschale entfernen. Gelatineblatt in kaltem Wasser einweichen, aus dem Wasser nehmen, mit etwas Wasser (ca. 1 EL) auflösen, indem es in einem Wasserbad steht. Zur steifgeschlagenen Sahne geben und damit unter den erkalteten Milchreis mischen. In einem Förmchen oder in einer Tasse im Kühlschrank fest werden lassen. Stürzen und mit Obst oder Kompott verzieren. E 12,7 g F 24,3 g KH 81 g kcal 610 kJ 2550

Backwerk

81	**Bisquit** (1 Stück: Harnsäure 1,5 mg)
4 Eigelb *4 EL Wasser* *50 g Zucker* *4 Eischnee* *50 g Zucker* *50 g Mehl* *50 g Speisestärke* *1 KL Vanillezucker* *1 KL Backpulver*	Eigelb mit Wasser und Zucker schaumig rühren, bis die Masse cremig-dick wird. Eischnee mit Zucker vermischen und auf die Eigelbcreme geben. Mehl, Stärke, Backpulver und Vanillezucker darauf sieben und alles zusammen mischen. Biskuitmasse in gewünschte Form füllen und bei mittlerer Hitze, ca. 200 Grad, backen. Ergibt 10 Stück. 1 Stück: E 3,3 g F 2,4 g KH 19 g kcal 115 kJ 480

Und was man daraus machen kann

Roulade

Backblech mit Pergamentpapier belegen, Teig daraufstreichen, 10 Minuten bei ca. 220 Grad backen.
Gebäck noch heiß auf ein nasses Tuch stürzen, Pergamentpapier anfeuchten und abziehen, mit Konfitüre bestreichen und mit Hilfe des Tuches zusammenrollen.

Obstkuchen

Springform fetten, Teig einfüllen und 20 Minuten backen. Kuchenboden nach dem Backen erkalten lassen, mit Obst belegen, nach Belieben mit Tortenguß überziehen.

Kastenkuchen

Teig in eine gefettete Kastenform $^{3}/_{4}$ hoch einfüllen, ca. 30 Minuten backen.

Zwieback

Fertig gebackenen erkalteten Kastenkuchen in Stücke schneiden, die Stücke im Ofen bei schwacher Hitze (100–150 Grad) ca. 20 Minuten auf einem Rost nachbacken = bähen, bis sie hart, aber nicht dunkel geworden sind. Zwieback ist lange haltbar.

---

82 **Böhmischer Marmorkuchen** (1 Stück: Harnsäure 5 mg)

250 g Butter oder Margarine
500 g Zucker
5 Eigelb
1 Vanillezucker
500 g Mehl
1 Backpulver
$^{1}/_{4}$ l Sahne
5 Eischnee
60 g Kakao

Butter, Zucker, Eigelb und Vanillezucker rühren, bis die Masse cremig aussieht. Mehl mit Backpulver gesiebt abwechselnd mit der Sahne unterrühren, Eischnee schlagen und unterheben.
Die Hälfte des Teiges in eine gefettete Kuchenform (Gugelhupf- oder Kastenform) füllen, die andere Hälfte mit Kakao mischen und auf den hellen Teig auffüllen.
60 Minuten bei 175 Grad = Mittelhitze backen.
Ergibt 20 Stück.

1 Stück: E 5,7 g F 16,8 g KH 44 g kcal 360 kJ 1505

---

83 **Kirschkuchen** (1 Stück: Harnsäure 1,5 mg)

50 g Butter oder Margarine
150 g Zucker
3 Eigelb
60 g Mehl
60 g Speisestärke
1 KL Backpulver
3 Eischnee
500 g Kirschen

Butter, Zucker und Eigelb schaumig rühren.
Mehl, Speisestärke und Backpulver sieben und unterrühren. Eischnee unterziehen.
Teig in eine gefettete Springform füllen und entsteinte Kirschen darauf verteilen.
Bei ca. 200 Grad 45 Minuten backen.
Ergibt 10 Stück.

1 Stück: E 4 g F 6,2 g KH 36,4 g kcal 215 kJ 900

***Tip:** Statt Kirschen Aprikosenhälften oder Apfelspalten auf den Teig geben.

84 **Apfel im Schlafrock** (Harnsäure 8 mg)

100 g Tiefkühlblätterteig
100 g Apfel
30 g Konfitüre

Blätterteig vorschriftsmäßig auftauen und zum Quadrat ausrollen.
Apfel schälen und Kernhaus so ausschneiden, daß der Apfel ganz bleibt. Die Höhle mit Konfitüre füllen. Apfel auf das Teigquadrat legen, die Teigecken oben auf der Mitte des Apfels zusammendrücken, bei 200 Grad ca. 20 Minuten backen.

E 3,9 g F 30,6 g KH 52,5 g kcal 515 kJ 2150

85 **Apfelkuchen Madame Tatin** (1 Stück: Harnsäure 2 mg)

2 Scheiben Blätterteig = 60 g tiefgefroren
100 g Butter
300 g Apfel
100 g Zucker

Eine flache Kuchenform dick mit Butter einfetten und mit Zukker bestreuen. Apfelschnitze darauf verteilen, mit geschmolzener Butter begießen und mit Zucker bestreuen. Mit Blätterteig abdecken. 30 Minuten bei 200 Grad backen, dann Kuchen auf eine Platte stürzen, so daß die mit Zucker und Butter gebräunten Äpfel oben erscheinen.
Ergibt 4 Stück.

1 Stück: E 0,9 g F 24,7 g KH 42 g kcal 405 kJ 1690

86 **Käsestangen** (1 Stück: Harnsäure 1 mg) *(Foto)*

100 g Tiefkühlblätterteig
1 Eigelb
30 g Emmentaler
1 Pr Salz
1 KL Kümmel

Blätterteig auftauen, mit Eigelb bestreichen, mit geriebenem Käse und Kümmel bestreuen, in 10 Streifen schneiden, im heißen Ofen bei ca. 200 Grad 10 Minuten backen.
Ergibt 10 Stück.

1 Stück: E 1,5 g F 4,3 g KH 2,2 g kcal 55 kJ 230

***Tip:** Zum Backen von Kleingebäck:
Wenn man das Backblech mit Alufolie oder Backpapier belegt, muß es nicht gefettet werden. Das Gebäck löst sich von selbst, wenn es abgekühlt ist. Die Folie kann sogar mehrmals verwendet werden.

87	**Butterkeks – selbst gemacht** (1 Stück: Harnsäure 0,5 mg)	

60 g Butter
2 Eier
120 g Puderzucker
250 g Mehl
1 KL Backpulver
125 g Kartoffelmehl

Butter, Zucker und Eier zusammen schaumig rühren, mit Mehl, Kartoffelmehl und Backpulver einen Teig kneten und ca. 1 Stunde kalt stellen.
Teig ausrollen, Kekse ausstechen, bei 150 Grad ca. 15 Minuten backen.
Ergibt ca. 70 Stück.

1 Stück: E 0,7 g F 0,6 g KH 5,8 g kcal 30 kJ 130

Rohkost / Salate

88 **Grüner Salat**

50 g Endivien (Harnsäure 10 mg)
50 g Kopfsalat (Harnsäure 5 mg)
50 g Feldsalat (Harnsäure 22,5 mg)

Salatsoße

5 g Öl
1 KL Essig
5 g Zucker
1 Pr Salz
1 KL gehackte Kräuter oder Senf

Salat putzen, waschen und zerkleinern.
Aus Öl, Essig, Salz, Zucker und Gewürzen eine Soße bereiten und Salat darin wenden.

E 0,6 g F 5 g KH 5,6 g kcal 70 kJ 295

89 **Endiviensalat mit Mandarinen** (Harnsäure 10 mg) *(Foto)*

50 g Endiviensalat
50 g Mandarinen
1 KL Zitronensaft
5 g Öl
1 Pr Salz
1 Pr Knoblauchpulver

Endiviensalat waschen, zerkleinern, in Salatsoße wenden, Mandarinenstückchen dazumischen.

E 2 g F 5 g KH 5 g kcal 75 kJ 315

90 **Frühlingssalat** (Harnsäure 20 mg)

30 g Radieschen
30 g Rettich
30 g Kohlrabi
30 g Gurke
30 g Zucchini
50 g Tomate
5 g Öl
1 KL Essig oder Zitronensaft
1 Pr Salz
1 Pr Zucker
1 KL Schnittlauch

Gemüse waschen und putzen und alle Sorten in feine Scheiben oder Streifen schneiden.
Salatsoße bereiten und Gemüse darin wenden, mit Schnittlauch bestreuen und gut durchziehen lassen.

E 2,3 g F 5 g KH 5,1 g kcal 80 kJ 330

***Tip:** Dieser Salat kann auch aus weniger Sorten Gemüse zubereitet werden.

91 **Gemüsesalat „Amsterdam"** (Harnsäure 50 mg)

80 g Blumenkohl
80 g Karotte
40 g Lauch
1/2 l Wasser
1 KL Salz
5 g Öl
1 EL Essig
1 Pr Salz
1 Pr Zucker
1 Pr Knoblauchpulver

Gemüse putzen und waschen. Karotte in Scheiben, Blumenkohl in kleine Röschen, Lauch in 1 cm breite Streifen schneiden, zusammen in Salzwasser weichkochen, Wasser abgießen.
Eine Salatsoße zubereiten, Gemüse darin wenden und 1 Stunde kalt stellen.

E 2,2 g F 5 g KH 17,6 g kcal 130 kJ 545

92 **Rote Bete – (Rote Rüben)-Rohkost** (Harnsäure 15 mg)

100 g Rote Bete, frisch
50 g Banane
100 g Joghurt
1 Pr Salz
1 Pr Zucker
1 KL Zitronensaft

Rote Bete schälen und fein reiben, Banane in Scheiben oder Würfel schneiden.
Zusammen mit Joghurt, Salz, Zucker und Zitronensaft mischen.

E 7,5 g F 3 g KH 24,5 g kcal 160 kJ 670

93	**Karotten-Rohkost** (Harnsäure 25 mg)
100 g Karotten *50 g Apfel* *50 g Joghurt* *5 g Zucker* *1 KL Zitronensaft*	Karotten waschen und auf einem feinen Reibeisen reiben. Mit Joghurt, Zucker und Zitronensaft mischen. Apfel schälen, entkernen und direkt in die vorbereitete Rohkost hineinreiben, nochmals mischen. E 3,5 g F 1,5 g KH 21 g kcal 115 kJ 480

94	**Zucchini-Bananen-Rohkost** (Harnsäure 0)
100 g Zucchini *50 g Banane* *30 g saure Sahne* *1 KL Zitronensaft* *1 Pr Salz* *1 Pr Zucker*	Zucchini gut waschen, Stengel entfernen (schälen nicht notwendig) und in kleine Würfel schneiden. Zusammen mit würfelig geschnittener Banane und der Soße aus saurer Sahne, Zitronensaft, Salz und Zucker vermengen. E 2,4 g F 3 g KH 11,8 g kcal 85 kJ 355

95	**Sellerie-Salat, einmal anders** (Harnsäure 45 mg)
150 g Sellerie *1/4 l Wasser* *1 EL Essig* *1 KL Zitronensaft* *1 Pr Salz* *1 Pr Zucker* *1 Pr Pfeffer* *5 g Öl*	Sellerie putzen, roh in dünne kleine Scheiben schneiden, in kochendem Essigwasser gar kochen. Die Hälfte des Wassers abgießen. Öl, Zitronensaft und Gewürze zugeben und den Salat 1 Stunde kalt stellen. E 3 g F 5 g KH 10,5 g kcal 100 kJ 420

96 **Waldorf-Salat** (Harnsäure 20 mg)

50 g Sellerie
50 g Apfel
50 g saure Sahne oder 2-Minuten-Mayonnaise (s. R. 97)
1 KL Zitronensaft
5 g Zucker
1 Msp Senf
1 Pr Salz
10 gehackte Mandeln oder Mandelstifte

Soße aus saurer Sahne, Salz, Zucker, Senf und Zitronensaft bereiten.
Sellerie schälen und in sehr feine Streifen schneiden (Zündholzgröße) und sofort in die Soße geben. Apfel schälen und in Streifen geschnitten ebenfalls zur Soße geben.
Vorsichtig mischen, auf Salatblatt anrichten und mit Mandelstiften bestreuen.

E 4 g F 11,3 g KH 18,5 g kcal 200 kJ 840

***Tip:** Sind die Selleriestreifen roh zu hart, kann man sie in kochendem Wasser überbrühen.

Kalte Speisen – kleine Gerichte

97 **2-Minuten-Mayonnaise** (Harnsäure 0)

100 ml Kondensmilch mit 10 % Fett
1 Pr Salz
1 Pr Pfeffer
1 KL Senf
1–2 EL Essig

Kondensmilch und Zutaten mit dem Schneeschläger oder im Starmix mischen.

E 9 g F 10 g KH 13 g kcal 185 kJ 775

***Tip:** Gut gekühlte Kondensmilch läßt sich besser cremig schlagen. Statt Essig kann auch Zitronensaft verwendet werden.

98 **Eiersalat** (Harnsäure 6 mg)

2 Eier, hart gekocht
100 g 2-Minuten-Mayonnaise
50 g Gewürzgurke
1 KL frische Kräuter

Eier schälen und in Scheiben oder Achtel schneiden, Gewürzgurke in feine Streifen schneiden. Vorsichtig mit der 2-Minuten-Mayonnaise (Rezept 97) mischen und mit frischen Kräutern bestreuen.

E 24 g F 22,5 g KH 13,5 g kcal 365 kJ 1520

99 **Gefüllte Eier** (Harnsäure 3 mg)

2 Eier
30 g Quark
1 KL Senf
1 Pr Salz
10 g Essiggurke
10 g roter Paprika
Petersiliensträußchen

Hart gekochte Eier halbieren, Eigelb durch ein Sieb streichen, mit Quark, Senf und Salz vermischen.
Masse in die Eierhälften einspritzen, mit Gurke, Paprika und Petersilie garnieren.

E 18,7 g F 12 g KH 3,8 g kcal 205 kJ 855

100 **Tatar** (Harnsäure 130 mg)

100 g Tatar
20 g Zwiebeln
5 g Kapern
1 KL Paprika
1 Eigelb

Frisches Tatar mit den Zutaten garnieren und in die Mitte ein Eigelb in eine Vertiefung legen.

E 26,2 g F 10 g KH 2,5 g kcal 210 kJ 880

101 **Bleichsellerie in Roquefortsoße** (Harnsäure 45 mg)

150 g Bleichsellerie
50 g Roquefortkäse
50 g Sahne
50 g Joghurt

Bleichsellerie waschen, in fingerlange Stücke schneiden und in Salzwasser weich kochen.
Roquefortkäse mit der Gabel zerdrücken, mit Sahne und Joghurt mischen, über den warmen Sellerie gießen und ca. 1 Stunde stehen lassen.

E 18,5 g F 23 g KH 16,5 g kcal 360 kJ 1500

102 **Reissalat „indisch“** (Harnsäure 0)

60 g Reis
50 g Banane
20 g Rosinen
1 KL Curry
100 g saure Sahne
1 Pr Salz
1 KL Zitronensaft

Reis kochen und erkalten lassen. Aus saurer Sahne, Salz, Zitronensaft und Curry eine pikante Soße bereiten.
Bananenscheiben, Rosinen und Reis unterziehen.

E 8,1 g F 10,8 g KH 75 g kcal 440 kJ 1840

***Tip:** Statt saurer Sahne kann 2-Minuten-Mayonnaise (Rezept 97) verwendet werden.

103		**Kräuterquark** (Harnsäure 0) *(Foto)*
150 g Quark (mager) *100 ml Milch* *1 Pr Salz* *1 EL frisch gehackte Kräuter*		Quark mit Milch cremig rühren, Salz und frische, gehackte Kräuter unterziehen. E 25,5 g F 3,5 g KH 11 g kcal 180 kJ 755 ***Tip:** Gemischte Kräuter können selbst eingefroren werden, dann hat man nur einmal die Arbeit beim Waschen und Hacken, dafür aber immer gartenfrische Kräuter.
104		**Gefüllte Tomaten** (Harnsäure 20 mg) *(Foto)*
200 g Tomaten = 2 Stück *100 g Hüttenkäse* *1 KL Dill, frisch*		Tomaten waschen, Kappe abschneiden, mit einem KL das Fruchtfleisch von der Mitte aus herausnehmen. Hüttenkäse mit feingehacktem Dill vermischen, und in die ausgehöhlten Tomaten füllen. Kappe schief aufsetzen. E 16 g F 4 g KH 9 g kcal 140 kJ 585
105		**Krabbencocktail mit Avocado** (Harnsäure 60 mg)
30 g Krabben *50 g Avocado* *1 KL Zitronensaft* *1 Pr Paprika* *1 Pr Salz* *1 Pr Pfeffer* *1 EL Kresse*		Reife, weiche Avocadofrucht halbieren, Kern entfernen. Fruchtfleisch mit einem KL herausnehmen, mit Zitronensaft beträufeln und würzen, Krabben daruntermischen. In Avocados füllen und evtl. mit Kresse garnieren. E 7 g F 12,3 g KH 1,5 g kcal 150 kJ 625
106		**Räucherfischsalat** (Harnsäure 65 mg)
50 g Aal, geräuchert *1/2 gekochtes Ei* *50 g Tomate* *50 g Apfel* *20 g Zwiebeln* *30 ml Kondensmilch* *1 EL Zitronensaft* *1 Pr Salz* *1 KL Senf*		Alle Zutaten in kleine Stücke schneiden, Zwiebeln sehr fein hacken. Aus Kondensmilch und den Gewürzen mit Zitronensaft eine Soße bereiten und mit den Zutaten mischen. 1 Stunde lang kalt stellen, auf einem Salatblatt anrichten. E 16,4 g F 19 g KH 13,4 g kcal 300 kJ 1250

107 **Toast mit Räucheraal** (Harnsäure 50 mg)

30 g Toast
= 1 Scheibe
5 g Butter
100 g Tomate
30 g Räucheraal
20 g Gewürzgurke
20 g Käse

Toastbrot vortoasten, mit Butter bestreichen, mit Tomatenscheiben belegen, Aal zerlegen und darauf verteilen, mit Gurkenscheiben bedecken und mit geriebenem Käse bestreuen.
Bei starker Hitze im Backofen oder unter dem Grill überbacken, bis der Käse geschmolzen ist.

E 14,7 g F 18,3 g KH 18,8 g kcal 310 kJ 1240

108 **Toast Williams** (Harnsäure 22 mg)

30 g Toast
= 1 Scheibe
5 g Butter
20 g roher Schinken
50 g Birne
30 g Emmentaler
= 1 Scheibe

Toastbrot mit Butter bestreichen und mit rohem Schinken belegen. 1 Birnenhälfte, frisch oder aus der Dose darauflegen, mit Käsescheibe abdecken und im heißen Ofen oder unter dem Grill überbacken.

E 14,6 g F 19,6 g KH 21,9 g kcal 330 kJ 1380

***Tip:** Als Variation kann Toast „Hawai" – mit einer Scheibe Ananas statt einer Birnenhälfte hergestellt werden.

Cocktail

Zur Stärkung – ein Cocktail ohne Alkohol!

109 **Bananenflip** (Harnsäure 1 mg)

1 Banane
200 ml Milch
1 Eigelb
20 g Zucker
1 KL Zitronensaft

Eigelb und Zucker schaumig rühren, zerdrückte Banane und Zitronensaft zugeben, mit Milch kräftig verrühren.
Oder alles zusammen im Starmix mixen.

E 14 g F 13 g KH 51 g kcal 390 kJ 1630

Ein Mixgetränk mit Ei wird auch „Flip" genannt.

110 **Moccaflip** (Harnsäure 1 mg)

200 g Milch
1 Eigelb
1 KL Nescafé
20 g Zucker
30 g Sahne

Milch mit Eigelb, Nescafé und Zucker mischen und die „Überraschung" unter einer „Sahnehaube" verstecken.

E 13,6 g F 19 g KH 30,9 g kcal 360 kJ 1500